Edited by AYAKO KAMISATO and KAORI MUTO

神里彩子＋武藤香織 ［編］

医学・生命科学の研究倫理ハンドブック

［第2版］

Handbook of Research Ethics in Medical Science

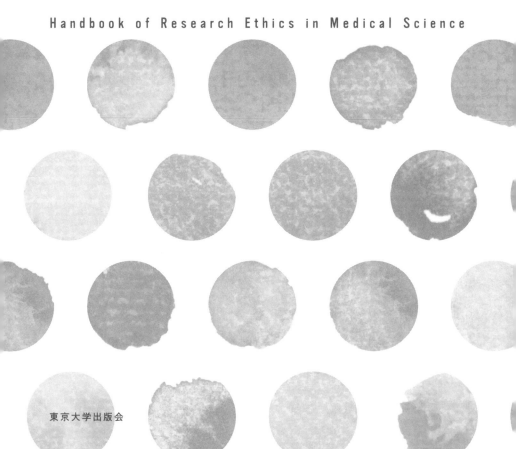

東京大学出版会

Handbook of Research Ethics in Medical Science, Second Edition
Ayako KAMISATO and Kaori MUTO, Editors
University of Tokyo Press, 2023
ISBN 978-4-13-062424-4

第2版のまえがき

　2014年の流行語大賞（ユーキャン）の候補50ワードには、「妖怪ウォッチ」や「集団的自衛権」とともに「STAP細胞はあります」が並んでいました。STAP細胞の作製は2014年1月に *Nature* 誌に掲載され科学界に大きなインパクトを与えましたが、同時に、若手の女性研究者であったその筆頭著者は「リケジョの星」として一躍時の人となりました。そのような中STAP細胞の存在への疑惑が急浮上し、多くのメディアが集まった弁明の記者会見の場で渦中の研究者が発した言葉がこれだったのです（STAP細胞事案についてはコラム11をご覧ください）。いかに社会的注目度が高かったかがわかります。そして、この年は、高血圧治療薬ディオバンに関する臨床研究に関して、製薬会社の元社員が逮捕されるという事態も生じました。このように、研究不正事案が社会的関心を集め、「研究倫理」の重要性が大学等の教育現場や研究現場で認識されるようになった時期に、私たちは本書の初版を上梓いたしました。おかげさまで、多くの大学の図書館に所蔵され、また、多くの講義でもご利用いただくことができました。この場を借りて、感謝申し上げます。

　さて、初版の上梓から7年が経ち、その間、人を対象とする医学・生命科学研究の環境も変わりました。例えば、2015年当時は、ヒトの細胞等の試料や情報を使って研究を行う場合、「人を対象とする医学系研究に関する倫理指針」、あるいは、生殖細胞系列の変異や多型を解析する場合には「ヒトゲノム・遺伝子解析に関する倫理指針」を遵守することが研究者に求められており、本書においてもその解説をしました。しかし、すでにこの2つの指針は廃止されています。そして、代わりに、「人を対象とする生命科学・医学系研究に関する倫理指針」という新しい指針が制定され、ヒトの試料や情報を用いた研究を新たに行おうとする場合には、研究者はこの指針に則って

研究計画を立案し、必要な手続きを経て、研究を開始する必要があります。そのため、今回、レクチャー 4、5、6 は大幅に改訂しました。また、幹細胞研究は進展が著しい領域であり、それに伴って国内外のルールも変更されましたので、レクチャー 8 も大幅に改訂しました。その他のレクチャーやコラムも、適宜、変更を加えています。

　本書では、研究倫理の「根幹」を理解していただけるように配慮しました。近年、政府指針の改正が頻繁に行われていますが、今後改正があったとしても、「研究を倫理的に行うために大切なこと」という根幹は、本書を通じて学んでいただけるものと考えています。

　読者の皆様の研究活動において、本書を役立てていただければ幸いです。

　2023 年 4 月

神里彩子・武藤香織

はじめに

　「研究倫理」という言葉を聞いて、どのようなことが思い浮かびますか？楽しいことやワクワクするイメージが浮かびましたか？ それとも、なんとなく「難しそう」とか「面倒臭そう」といった否定的なイメージが頭をよぎりましたか？ おそらく後者のことを思った人が多いのではないでしょうか。

　医学・生命科学研究では、研究対象者（被験者）を保護するために「研究倫理」が重視されてきました。現在、国際競争力の強化の観点からも医薬品や医療機器の開発に向けた臨床研究が推進されていますが（文部科学省・厚生労働省「臨床研究・治験活性化5か年計画2012」）、患者さんをはじめとする人々の臨床研究への理解や協力がなくては推進はのぞめません。そうしたなか、まずは研究者や臨床研究に関係する人が研究倫理について学び、研究対象者に対して適切な配慮ができる素養をもつことが重要です。また、昨今、医学・生命科学研究分野における研究不正行為が次々と明らかになり、わが国の研究に対する国際的評価、そして、社会的な信用は危機的状況に瀕しています。このようなことから、研究不正を起こさないようにするための教育の必要性も声高に唱えられるようになり、「研究倫理」の射程は広がりを見せています。

　このように、これからの時代、すべての研究者は「研究倫理」を身につけることが求められ、また、それがこの分野で活躍するために必要な条件の1つになっていると言っても過言ではありません。

　筆者らは、東京大学医科学研究所に2007年に設けられた人文・社会科学系の研究室である公共政策研究分野に所属し、研究倫理に関する研究を進めるとともに、大学内外の研究倫理に関する審査や支援を行ってきました。また、年々高まりを見せている研究倫理教育の需要を受けて、さまざまな大学や研究機関での講義や、研究者や研究倫理審査委員への研修にも数多く携わってきました。こうした経験をふまえ、医学・生命科学研究分野の学生や若

手研究者、そして倫理審査委員が「研究倫理」の最低限の知識や感覚を身につけられる基本書が必要であると考え、本書を企画しました。

　本書は3部構成になっています。第1部「人を対象とする医学・生命科学研究に関する倫理の基礎知識」では、研究倫理が誕生した歴史や、研究に人体試料を用いる場合の倫理的取り扱い、研究対象者（被験者）からのインフォームド・コンセントの取得方法、また、日本における人を対象とした研究の倫理的ルールの枠組みなど、研究倫理の「いろは」について解説しています。第2部「研究領域特有の倫理」は、応用編として、ゲノム医学研究や調査研究、臨床試験、幹細胞研究、脳神経科学研究といったそれぞれの研究領域に固有の倫理的配慮事項について、また、動物実験における倫理を紹介しています。そして、第3部「研究者としての倫理」では、実験が終了した後に研究者がとるべき行動や適正な研究発表、また、研究活動の信頼性を得るための行動など、研究者として行うべき倫理的行動について学べるようになっています。どのレクチャーから読んでいただいてもかまいませんが、参照すべきほかのレクチャーがある場合にはその旨を紹介していますので、そのレクチャーも一読してみてください。また、それぞれのレクチャーには、関連する事柄をコラムとして入れています。見識を広げるために、ぜひあわせて読んでみてください。

　研究倫理に対する「難しそう」とか「面倒臭そう」といったイメージを払拭し、読者のみなさんに「意外とおもしろいんだ」と思っていただきたい、これが本書を執筆するにあたって私たちが目標としたことです。そうした思いから、本書は全編口語体にしています。本書を読み終わったあと、「研究倫理」がみなさんにとって少し身近な存在になっていれば、筆者一同にとってこの上ない喜びです。

神里彩子・武藤香織

目次

第 1 部

人を対象とする医学・生命科学研究に関する倫理の基礎知識

人を対象とする医学・生命科学の歴史と「研究倫理」の誕生

レクチャーの目標
☐ 過去に行われた非人道的な人体実験について知る。
☐ 「研究倫理」がどのようにして登場したかを理解する。
☐ 人を対象とした研究を行うための倫理的観点を身につける。

　昨今、「研究倫理は重要だ」「研究倫理教育は必要だ」という声を聞くことが多くなりました。みなさんも指導教授や先輩などから言われたことがあるかもしれません。では、なぜ重要なのでしょうか。この答えを探るために、本書の最初のレクチャーとして、ここでは人を対象とする医学・生命科学研究において「研究倫理」がどのように誕生し、どのような経緯をたどってきたのかをみていきたいと思います。研究倫理は数々の負の遺産のなかで形作られてきたものといえます。その過去の歴史を知ることで研究倫理の重要性がみえてくればと思います。

1.1　人を対象とする研究の歴史

　「医学の父」と呼ばれているヒポクラテス（紀元前460年頃〜370年頃）をご存じですね。彼の弟子たちによって編纂された「ヒポクラテス全集」のなかの「ヒポクラテスの誓い」は有名です。この「ヒポクラテスの誓い」は紀元前のものですが、医師の間で脈々と、医師としてもつべき倫理観の礎として受け継がれています。その「誓い」では、「私は能力と判断のかぎり患者に利益すると思う養生法をとり、悪くて有害と知る方法を決してとらない」（小川鼎三訳）ということを述べています。すなわち、医師は目の前にいる患者のためによいと思うことだけをやらなければならないと言っています。私たちが、安心して医療を受けられるのも、このような医師の倫理観があってのことです。そして、この考えの下では、新しい治療法などを試す「実

験・研究」はその患者にとって最善の方法であると考えられる場合にのみ許されるということになります。医学の歴史の大部分において、このように「実験・研究」は「治療」に内包される形で行われてきました。

　この考えに転換期が訪れるのは歴史的にみれば割と最近のことです。顕微鏡などの機器の発明もあって、17世紀以降、観察や実験という実証主義的方法論が次第に医学分野にも広がってきました。こうして、人に新しくつくった薬を投与してみて、その後の状態を観察するといった実験的方法が本格的に医学に取り入れられてきます。そのときの「人」というのは、研究者自身や研究者の身近な人でした。たとえば、天然痘の予防接種を開発したエドワード・ジェンナーは、使用人の子である8歳の少年に牛痘を最初に接種したと言われています。それは西洋だけではなく日本においてもそうです。乳がんの摘出手術をした華岡青洲は、手術に際して用いる全身麻酔薬をつくるために、実母や妻に協力をしてもらっていますが、実母の死、妻の失明という犠牲を招いています。「曼陀羅華」というチョウセンアサガオを主な薬草として使った全身麻酔薬「通仙散」は、このようにして完成されたのです（図1.1）。

　ところが、時代が進んで20世紀になると、医学研究の規模は急激に巨大化かつ複雑化します。たとえば、野口英世がロックフェラー研究所で行った梅毒実験では、400人を研究対象者としています[1]。また、1943年には、イギリスの医学研究会議（Medical Research Council, MRC）が世界初の二重盲検比較試験を実施しています。二重盲検比較試験とは、プラセボ効果や医

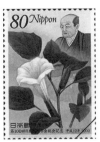

図1.1　切手「華岡青洲の肖像とチョウセンアサガオ」
（第100回日本外科学会総会記念、2000年）

1)　Noguchi, H., 1911, "A cutaneous reaction in syphilis," *Journal of Experimental Medicine* 14(6): 557-568.

師のバイアスを排除するために、研究対象者そして医療スタッフも試験薬、あるいはそれと比較するための薬のどちらを投与されている／投与しているのかわからない形で行われる試験を言います。このように、研究対象者の数が増え、また、試験デザインが複雑化すると、自ずと研究者と研究対象者の関係性は弱いものとなり、それぞれの研究対象者に対する配慮が行き届きにくい状態が生じます。そして、研究対象者を多く集めるために、公的施設に収容されている人や精神疾患を有している方など、社会的立場の弱い人を研究対象者にすることもありました。

　こうしたなか、たくさんの強制収容所の収容者を研究対象として利用したのがナチス・ドイツです。ナチス・ドイツにおいては、軍事目的で行われたものからそうでないものまで、いろいろな人体実験が行われました（Box 1.1）。軍事目的で行われた実験の例としては、収容者の足に切り傷をつくってそこに木くずやガラス片などを擦り込み、その後サルファ剤を塗布して治療効果をみるという実験が挙げられます。軍事目的以外の実験としては、ナチス親衛隊将校で医師のヨーゼフ・メンゲレが双子の背中を縫合して「シャム双生児」を作製する実験を行ったことは有名です。また、収容者から肩甲骨を取り出し、ほかの人に移植するという実験や、一度に多くの人を効率的に断種する方法の開発実験も行われていました。当然、研究対象者に研究内容を説明し、自発的な同意をとる、なんていうことはしていません。ちなみに、「研究に協力したら釈放する」との言葉を受けて協力した収容者はいたようで、裁判において被告はこれをもって同意があったと主張しました。しかし、釈放された例はみられず、また、「自発的」な同意とは言えません。研究対象者は、何の目的で何をされるのかわからないままに、実験に用いられ、多くの方が亡くなったり、後遺症に苦しむことになったのです。

Box 1.1　ナチス・ドイツで行われていた人体実験の例
低気圧実験、低体温実験、海水飲用実験、感染実験、マスタードガス実験、サルファ剤治療実験、毒物実験、焼夷弾治療実験、骨・筋肉・神経の再生・骨移植実験、不妊誘発実験、安楽死の方法の実験、双子の実験、ユダヤ人骨標本コレクション

1.2 「研究倫理」の誕生

　第二次世界大戦が終わると、敗戦国ドイツはニュルンベルク国際軍事裁判において裁かれます。上述の人体実験についても、米国が単独で担当した裁判の1つ（「医師裁判（Doctors' Trial）」と呼ばれる）で裁かれることになり、23名の被告人のうち16名について絞首刑から禁錮刑までの有罪判決が下されました（1947年8月20日）。このような判決を出すにあたっては、そもそも人体実験は合法か、また、どのような場合には合法か、ということについて検討しなければなりませんでした。そこで、研究を道徳的、倫理的、法的に妥当性をもって行うための基本原則がつくられ、判決文で示されます。これが、いわゆる「ニュルンベルク・コード」と呼ばれるもので（Box 1.2）、研究に関する倫理原則をはじめて体系的にまとめたものであることから、こ

Box 1.2　ニュルンベルク・コード（要約）

道徳的、倫理的、法的理念を満足させるための基本原則

① 被験者の自発的な同意が絶対に欠かせない。これは被験者が、法的同意能力をもっていること、強制されることなく自由に選択できる状況にあること、実験について十分な知識と理解力を有していることを含む。

② 他の方法では得られない、社会のためになる成果を生むものでなければならない。

③ 動物実験と疾患等の自然経過に関する知識に基づいていなければならない。

④ 不必要な身体的・精神的苦痛を避けなければならない。

⑤ （実験者本人が被験者になる場合を除き）死や障害をもたらすことが予測される実験はしてはいけない。

⑥ リスクが利益を上回ってはいけない。

⑦ 被験者を守るために、適切な準備と設備がなければならない。

⑧ 科学的能力のある実験者が行わなければならない。

⑨ 被験者はいつでも自由に実験を中断できなければならない。

⑩ 被験者に傷害・障害・死をもたらすことが予測できる場合、実験者はいつでも実験を中断する心構えがなければならない。

こに「研究倫理」の起源があると言われています。そして、原則①では「被験者の自発的な同意が絶対に欠かせない」と規定しており、ここに「研究におけるインフォームド・コンセント」の原則が誕生したとされています。

　この10原則はきわめて本質的で重要な内容ですが、これはナチス・ドイツの非人道的な人体実験を裁くためにつくられたものです。ですので、患者を対象とした実験は想定されていませんでした。しかし、他方で、研究は患者を対象として、治療と一体的に行われることが多くあります。また、子どもは同意能力がない、または欠如していることから、ニュルンベルク・コードにおける同意の絶対性は小児医療の発展を妨げることになります。そこで、世界医師会はニュルンベルク・コードを踏襲しつつ、医療現場で多く行われている医学研究の実状にあった倫理原則を1964年につくりました。これが、「ヘルシンキ宣言」です。1964年以降、医学研究の状況にあわせて何度も改訂がなされ、人を対象とする研究の国際的な倫理規範として世界的に普及しています。その内容については、後述します。

1.3　アメリカにおける人を対象とする研究

　このように1964年に国際的な規範ができあがりますが、これをもって研究倫理に関する問題が解決したのかというと、そんなことはまったくありません。アメリカでも非人道的な研究が行われていました。ここでは3つの事例について紹介をしたいと思います。

1)　ユダヤ人慢性疾患病院事件[2]

　この研究は免疫学の研究者 C. サザム（スローン・ケタリング研究所）を中心に行われたものですが、サザムはすでにオハイオ州立刑務所の囚人と末期がん患者それぞれ300人計600人に、生きたがん細胞（レクチャー2で紹介される HeLa 細胞）を皮下注射するという実験を行ってきました。そこで

─────────────

[2]　Katz, J., 1972, *Experimentation with Human Beings: The Authority of the Investigator, Subject, Professions, and State in the Human Experimentation Process,* Russell Sage Foundation、第1章を参照。

わかったことは、末期がん患者は囚人に比べて拒絶反応が弱く、がん細胞を注射してできる塊が消失するまでに時間がかかることでした。しかし、末期がん患者の拒絶反応が弱いのはがんのためなのか、それとも身体が弱っているためなのか不明でした。そこで、がん以外の病気の末期患者に同様の実験を行うことが計画され、ニューヨークのブルックリンにあるユダヤ人慢性疾患病院がその舞台となりました。1963年、担当医の反対を押し切って末期患者22名に対し、インフォームド・コンセントも受けずに、生きたがん細胞を注入する研究が実施されたのです。

　この研究に反対していた担当医は、同研究への協力を了承した医療部長E.マンデルを院内委員会に告発しますが却下されます。また病院理事会も対応しようとはしませんでした。このような病院の態度を問題とした1人の理事が裁判所に病院の記録開示を求めて提訴し、訴えが認められます。そして、サザムとマンデルは州の医療苦情処理委員会より有罪の決定が下され、これを受けて両者は免許を管轄するニューヨーク州立大学評議員会から執行猶予つきで免許停止1年の処分を受けることになるのでした。

2)　ウィローブルック知的障害児施設事件

　この事件は、知的障害をもつ子どもたちが入所するニューヨーク州の施設でニューヨーク大学のS.クルーグマンによって1956年から行われていた肝炎研究に関するものです。

　衛生環境が劣悪であったことから、施設内では肝炎が蔓延していました。そのようななか、入所する知的障害児を2つのグループに分け、一方には肝炎患者の血液から作製したガンマ・グロブリンを注射し、もう一方には注射せずに観察したところ、後者においては多数の肝炎発症者が出ました。これにより、ガンマ・グロブリン注射が肝炎に対する免疫効果があることがわかりました。しかし他方で、ガンマ・グロブリン注射の効果の持続期間などはわかりませんでした。そこで、施設内に隔離された特別病棟をつくり、そこに新しく入所する知的障害児をガンマ・グロブリン注射グループと注射しないグループに分け、入所時、そしてそれ以降定期的に肝炎ウイルスを全員に投与しました。こうして、ガンマ・グロブリン注射の効果等を確かめる研究

をしたのでした。

　この研究では一応入所する知的障害児の親に対して手紙や口頭での説明がありました。しかし、研究に参加することで「お子さんはこの疾患に対する一生の免疫を得るでしょう」など、その内容は誘導的なものであったり、また、研究参加を入所の条件としたりと、適切なインフォームド・コンセントとは言えないものでした[3]。

　この研究は 1970 年以降マスメディアにも取り上げられますが、批判は施設の劣悪な環境に集まりました。その結果、1975 年に施設の閉鎖という形で事件は幕を閉じるのでした。

3)　タスキギー梅毒事件

　社会に大きな衝撃を与えたのが、「タスキギー梅毒事件」です。これはインターネットで検索すればたくさん情報が出てくるほど、非人道的な研究として有名な事例です。アメリカのアラバマ州メイコン郡のタスキギーという場所は梅毒の罹患率が高い地域で、黒人小作農が多くいる地域でした。アメリカ公衆衛生局による 600 人を対象とした調査により、一度も治療を受けたことがない梅毒患者が 399 人、非梅毒患者が 201 人いることが判明しました。そこで計 600 人の自然経過を観察しようというのが、研究の目的でした。この目的を達成するために、「あなたは悪い血をもっているから、その治療を定期的に行いましょう」ということで、採血や骨髄穿刺を定期的に実施しました。また、無料で温かい食事を提供したり、当時の貧しい小作農夫にとっては魅力的であった葬式代を出すという誘いのもとに対象者を長期にわたり定期的に観察していました。もっとも問題なのが、1947 年にはペニシリンでの治療が有効になりながら、この事実は伏せられ、1972 年 7 月の報道によって明るみに出るまで、経過観察が続けられていたことです。後述のように、この事件が契機となって、アメリカでは研究対象者の保護に向けた立法がなされることになるのです。

---

3)　Rothman, D., S. Rothman, 1984, *The Willowbrook Wars: Bringing the Mentally Disabled Into the Community*, HarperCollins, pp. 265-266.

1.4　アメリカでの研究倫理に関する規制の整備

　1955年、アメリカ南東部のアラバマ州モンゴメリーで、公営バスの白人優先座席に座った黒人女性が白人客に席を譲ることを拒否したため、「人種分離法」違反で警察官に逮捕されました。この事件を契機に人種差別を受けつづけていた黒人をはじめとする有色人種がアメリカ合衆国市民（公民）として法律上平等な地位を獲得することを目的とした運動が起こります。これは「公民権運動」と呼ばれ、1960年代の公民権法の成立をもって成功をおさめました。そして、この運動は、その後、女性差別の撤廃を求めるフェミニズム運動や消費者運動、学生運動などさまざまな運動へと発展します。このように市民の権利を獲得・保護する運動が展開される時代背景にあって、社会的に立場の弱い患者や施設入所児、黒人小作農が、適切な説明を受けることもなく、公的資金を用いた医学研究の対象とされていたこれらの事件に社会的非難が集まりました。そして、タスキギー事件発覚を契機に、ついに議論は議会へともち込まれ、1974年に「国家研究法（National Research Act）」の成立に至るのでした。

　この法律は生物医学・行動科学研究を対象とするもので、2つの章で構成されています。第1章は研究推進を目的とした国による研究資金助成（National Research Service Awards）に関するもので、第2章が研究対象者保護のための規定となります。この第2章において、①「生物医学・行動科学研究の被験者保護のための国家委員会」の設置および委員会の任務、②規則の制定、③公衆衛生法（Public Health Service Act）に基づく研究費や契約の申請を行う研究施設に対する施設内研究審査委員会（IRB, Institutional Research Board）の設置の義務化が規定されました。施設内研究審査委員会とは、当該研究施設で行われる研究について、倫理的・科学的観点からその実施や継続の可否を審査するために施設に設置された合議体で、研究対象者の保護を自主的に行うための仕組みと言えます。

　①の委員会は時限的に設置されたもので、生物医学・行動科学研究の実施における基本的倫理原則の検討、そして、それに基づくガイドラインの策定など、多くの任務が法律のなかで命じられました。これに基づき、同委員会

はその期限のなかで 17 冊の報告書を策定しています。その１つに「ベルモント・レポート：研究対象者保護のための倫理原則および指針（The Belmont Report: Ethical Principles and Guidelines for Protection of Human Subjects of Research)」（1979）という報告書があります。この報告書は、２つの重要な内容を示しています。１つは、「診療」と「研究」を定義したことです。

> 「診療（practice)」という用語は、個々の患者または診療を受ける人の福利を高めるためにのみ考案された介入を意味しており、このため成功への期待を伴ってしかるべきものである。……「研究（research)」という用語は、仮説を検証し結論を導き出せるようにし、そこから一般化できる知見（……）を見出す、もしくは見出す契機となるように考案された行為を称するものである。

医療現場で行われる研究は、多くの場合、たとえわずかであっても患者さんに何らかのメリットがあると考えられるものです。その場合、「診療」か「研究」か迷うことになりますが、患者さんのためになる施術であっても、同時に医学的知見を得る意図がある場合には「研究」ということになります。

２つ目の重要な内容は、生物医学・行動科学研究において考慮しなければならない基本倫理原則を明らかにしたことです（Box 1.3)。これは漠然としていてイメージがつきにくいかと思いますが、研究の実施に関して倫理的疑問や不安に直面したときに、研究者が照らし合わせるべき判断基準として今も有用です。

Box 1.3　ベルモント・レポートにおける基本倫理原則
① 人間の尊重　⇒　インフォームド・コンセント
　　自律性、自律性が低い人の保護
② 善行　⇒　リスク・ベネフィット評価
　　害をなさない、利益の最大化・危害の最小化
③ 正義　⇒　利益と負担の分配の公正
　　配分の公正性

1.5　国際的な研究倫理に関する規範——ヘルシンキ宣言

　最後に、現在のヘルシンキ宣言についてみていきましょう。先述のように、ヘルシンキ宣言は1964年に策定されましたが、その後、医学研究の進展にあわせて9回の改訂が繰り返されています。現在は、2013年にブラジルのフォルタレザで開催された総会で採択された改訂版が適用されています。

　ヘルシンキ宣言は、医師の団体である世界医師会（World Medical Association）が策定したものなので、「医師ではない自分には関係ない」と思う人もいるかもしれません。確かに、本宣言は主として医師に対して表明されたものですが、宣言のなかで「世界医師会は人間を対象とする医学研究に関与する医師以外の人々に対しても、これらの原則の採用を推奨する。」（第2条）と規定しています。すなわち、医学研究に携わる人すべてに向けて策定されたものです。

　1964年に制定された当時全14条で構成されていたヘルシンキ宣言は、規定を増やし、現在は全37条から成り立っています（Box 1.4）。ヘルシンキ宣言第10条は、「……いかなる自国あるいは国際的な倫理、法律、または規制上の要請も、この宣言が示す研究被験者に対する保護を弱めたり、排除す

Box 1.4　ヘルシンキ宣言（2013年改訂版）の構成
- 序文（第1条〜第2条）
- 一般原則（第3条〜第15条）
- リスク、負担、利益（第16条〜第18条）
- 社会的弱者グループおよび個人（第19条〜第20条）
- 科学的要件と研究計画書（第21条〜第22条）
- 研究倫理委員会（第23条）
- プライバシーと秘密保持（第24条）
- インフォームド・コンセント（第25条〜第32条）
- プラセボの使用（第33条）
- 研究終了後の提供（第34条）
- 研究登録と結果の発表および普及（第35条〜第36条）
- 臨床診療における未実証の治療（第37条）

るべきではない。」と規定しています。このように、日本を含め、各国の人を対象とする研究に関する法律や指針等が、ヘルシンキ宣言に準拠したものであることを求めています。レクチャー4では、日本のルールを学んでいただきますが、たとえば、研究を開始するには、事前に研究計画について倫理審査委員会の審査を受け、承認を得なければならない、ということが出てきます。厳しいように感じるかもしれませんが、実は、ヘルシンキ宣言（第22〜23条）で求められているルールなのです。このように、日本のルールのなかに、ヘルシンキ宣言の趣旨が組み込まれ、一体的に運用されていると言えます。ヘルシンキ宣言の全文は日本医師会のウェブサイト[4]に掲載されていますので、一度はしっかりと読んでおいてください。

1.6　まとめ

　本書の最初のレクチャーとして、人を対象とする医学・生命科学研究における非人道的な研究の歴史を概観し、その反省に基づいて「研究倫理」が誕生したことをみました。研究倫理が誕生してから70年近くが経過し、ここで紹介したような非人道的な研究が行われたという話はほとんど聞かなくなりました。研究者の間に、「研究倫理」の重要性に対する認識が浸透してきたのだと思います。

　言うまでもなく、人を対象とする研究は、研究に協力してくださる患者さんや健常人ボランティアなど研究対象者の善意の上に成り立っているものです。研究に対する社会的信頼が損なわれれば、研究に協力しようとする人もいなくなってしまいます。そういう意味で、「研究倫理」は、研究者と社会をつなぐ接点とも言えるでしょう。これからの研究者は、社会の協力を得て、そして、社会に研究成果で貢献できるよう、社会と良好な関係を築いてほしいと思います。

（神里　彩子）

---

4)　世界医師会「ヘルシンキ宣言」日本医師会訳　http://www.med.or.jp/wma/helsinki.html

コラム 1　731 部隊

　731 部隊（正式名称は「関東軍防疫給水部本部」）は、1936 年から 1945 年まで中国東北部の平房において活動していた部隊で、感染症の予防研究、生物兵器の研究・開発・製造を主な任務としていました。施設は、6 km 四方という巨大な敷地に建設され、任務を秘密裏に遂行できるよう周到に設計されたものでした。研究・開発した感染症の予防法・治療法、あるいは、生物兵器の効力を評価するには、動物ではなく人に対する実験がもっとも効率的です。そのため、憲兵隊や特務機関との連携のもとに「特移扱」という研究対象者調達システムが整備され、捕虜やスパイ容疑で拘束された朝鮮人、中国人、モンゴル人、ロシア人等が研究対象者として 731 部隊に引きわたされていました。「マルタ（丸太）」という隠語で呼ばれた彼らは、ひとりひとりに番号がつけられて、実験施設の内部に建築された特設の監獄に入れられました。彼らは、強制的に実験対象にさせられ、実験により死亡するか処分され、3,000 人以上が犠牲になったとされています。731 部隊に引きわたされた者に生還者はいません。

　終戦後、ナチス・ドイツの行った人体実験については、レクチャー 1 でみたように、アメリカが担当した「医師裁判」で裁かれました。しかし、731 部隊においては、部隊長であった石井四郎をはじめとして誰も戦争犯罪に問われていません。これは、アメリカとの間で、細菌兵器の研究成果を全面的に米国に提供すれば戦犯には問わない、とする戦犯免責の取引があったためです。前述のように、感染実験等は動物ではなく人に対して行った方が正確なデータが得られます。人道的な理由によりアメリカでは行うことのできない人体実験のデータを 731 部隊はもっていたことが戦犯免責の 1 つの理由とされています。また、提訴した場合、情報が他国、とくにソ連（現ロシア）にも明らかになることから国防上望ましくない、という判断もありました。こうして、731 部隊に携わっていた多くの研究者は戦後罪を問われることなく、大学や企業の要職に就いています。このように、日本では、731 部隊で実施された人体実験について総括し、反省することなく戦後の時代をつき進んでしまったと言えます。

（神里　彩子）

人の身体に由来する試料を用いた研究の倫理

レクチャーの目標

☐ 人の身体に由来する試料を用いる研究において配慮するべき点を理解する。

☐ 人の身体に由来する試料を用いる研究者の責任を考える。

　人を対象とする研究を行う際には、さまざまな材料が検討の対象になります。このレクチャーでは、そのうち人の身体に由来する生体試料（以下、試料）を利用する場合、研究者にどのような責任が生じるかを考えます。

2.1　死後も生きつづける細胞

　——研究所の細胞は、君のお義母さんのものに違いない。あの細胞は、ヘンリエッタ・ラックスという黒人女性から採ったもので、彼女は50年代にジョンズ・ホプキンスの病院で、子宮頸がんで亡くなっている。

　——あんたの研究所に我々のお義母さんの細胞があるって、いったいどういうことなんだ。

　これは *The Immortal Life of Henrietta Lacks* [1]という本のなかで登場する会話の一部です（図2.1、下記の中里訳書より）。ある人が研究所に勤めている知人から驚くべき話を聞かされるというシーンです。この人は「ラックス」というファミリー・ネームをもっているのですが、この知人が、ラックスから連想して「ヘンリエッタ・ラックス」という名前がつけられた有名な細胞株があるという話をしはじめます。このヘンリエッタ・ラックスという

---

1)　Skloot, R., 2010, *The Immortal Life of Henrietta Lacks*, Crown. レベッカ・スクルート（2011）『不死細胞ヒーラーヘンリエッタ・ラックスの永遠なる人生』中里京子訳、講談社

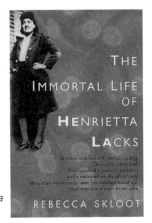

図 2.1　Rebecca Skloot, *The Immortal Life of Henrietta Lacks* のカバー

　のは、その細胞が由来する人にちなんで名づけられたのですが、実はこの会話をしているラックスさんの義母にあたる人だったのです。つまり、この知人からすれば、ひょんなことから細胞株の話をもち出したところ、会話の相手がたまたまその細胞の由来者の家族であったというわけです。自分の夫のお母さんにあたる人の細胞が長く医学の研究で用いられていることを知って、聞き手であるラックスさんは驚いた、そういうシーンです。

　このやりとりは史実に基づいています。会話に登場するラックスさんの義母の「ヘンリエッタ・ラックス」氏は、1951 年に亡くなりました。冒頭のやり取りは 1973 年の出来事ですので、細胞が由来する本人の没後 20 年経った時点での会話ということになります。

　ヘンリエッタ・ラックス氏に由来するこの細胞は、頭文字から HeLa（ヒーラ）細胞と称されています。はじめて不死化に成功した人間の細胞であり、今日に至るまで、60 年間、世界中の多様な場で使われてきました。いくつか例を挙げますと、氏の病没の翌年の 1952 年にはウイルス研究の培地として、感染実験のモデル細胞としての使用が始まりました。同年には実験細胞として供給が開始され（のちに営利企業により販売）、ポリオの研究にも使われています。HeLa 細胞自体を直接人間に投与してがんを発症させる実験が行われたこともあります。1960 年には宇宙生物学という形で、無重力状態での細胞の機能の検討に使われていますし、細胞への放射線の影響を調べ

るために原爆実験でも使われました。1970 年にサルモネラ感染実験、1984 年には HPV（ヒトパピローマウイルス）、1986 年には HIV（ヒト免疫不全ウイルス）の感染実験にも使われています。死亡後も非常に長く、多様な分野で使われつづけていたことがわかりますね。これまでこの HeLa 細胞を使った論文は 6 万件にのぼり、現在でも月 300 本のペースでこの細胞を使った論文が出ているそうです。ヘンリエッタ・ラックス氏から得られた細胞を用いて、数千万トンの HeLa 細胞が生み出されてきたという計算もあります。

　冒頭の会話によって、遺族たちは、知らないうちに展開していたこうした細胞の利用状況を知り、困惑したわけです。研究者はその細胞が「寄付」されたと理解しているが、我々遺族は何も知らされていない、その実盗んだのではないかと。

　細胞の取り扱いをめぐる遺族の懸念はその細胞が有する遺伝情報にも及びました。2013 年、ドイツの研究チームが、研究者間で公開するために HeLa 細胞の全ゲノムデータを公開しようとしましたが、遺族の抗議を受けて取りやめました。遺族の訴えの根拠は、遺伝情報には血縁のある人々と共有している部分が多くあり、こうした情報が大々的に公表されることは、現在生きている遺族にとってもプライバシーの侵害にあたり、不利益を伴うというものでした。これについて米国国立衛生研究所（NIH, National Institutes of Health）とラックス家の間で協議がなされ、データにアクセスできる研究者を事前に審査し、用途について確認するという仕組みができました。またその際に、家族にも意見を言う機会を設けてほしいということで、この審議のメンバーに家族を加える手順も設けられました。1951 年にラックスさんが亡くなってから約 60 年が経過していました。

　この事例は今日、私たちがこうした人由来の試料を使う場合に気をつけるべきことについて、いくつかの重要なヒントを与えてくれます。日本でも、2001 年に同じく人に由来する細胞および細胞株が競売にかけられたという事例がありました（図 2.2）。研究者がもっていた細胞・細胞株が裁判所によって差し押さえられて競売にかけられたというもので、身体から離れたその一部分の取り扱いがほかの物品と同じでよいのかが問われました。

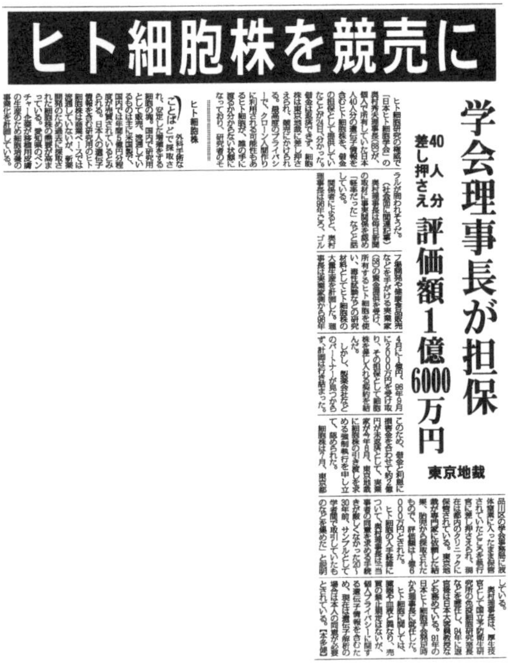

ヒト細胞株を競売に

学会理事長が担保

40人分 差し押さえ

評価額1億6000万円

東京地裁

図2.2　人の細胞・細胞株が個人の資産として差し押さえられたことを報じた記事（毎日新聞、2001年10月25日、東京朝刊1面）

2.2　「生きた人」に由来するということ

　研究者には目の前の試料についてどのような責任があるのでしょうか。これを考えるために、まず試料の利用において、時に互いに対立しうる次のような特性があることから検討したいと思います。

① 提供者の存在

　試料の1つ1つには、それらが由来する「生きた人」がいます（いました）。実験室にいると、みなさんの手元にはチューブに入った細胞や分注されDNAの状態になったものだけが回ってくる状況が多いかもしれません。しかし、これらの試料には配慮すべき由来者や、状況によっては影響を受けうる関係者がいます。

② 時間差、距離の発生

　試料が、身体から採取されてから、実際のラボでの使用に至るまで、一定

の時間が経過します。これは、人の身体で薬や医療機器を直接試験する場合と違っています。場合によっては、その試料の使用が始まるのは、提供した人がすでに亡くなったあとかもしれません。上では由来する本人への配慮が必要だと述べましたが、直接本人の意向を確認できない場合も多々あります。

③　情報・価値が確定しないこと

　試料から導き出される生体情報の内容は解析技術の進歩によって変化します。たとえば、短時間のうちに試料からゲノム全体に関する配列情報を安価にかつ短期間で得ることができるようになったのはつい最近の話です。昔採取されたサンプルであっても最新の技術によって新たな解析が可能になります。このように試料の有する学術的な価値は時代によって変化します。

④　人に由来すること自体の意味

　多くの大学医学部では毎年、病理解剖に自分の身体を捧げた人をしのぶ慰霊祭が開催されます。身体を提供してくれた人に思いを馳せ、感謝するという場です。一方、身体といっても、非常に小さな断片になった状態のものについて、私たちはそこに尊厳や、何かしらの人間性を見出すのはなかなか難しいかもしれません。人の構成部分であった試料に特別な意味を感じるかどうかは、人によって見解は分かれることでしょう。「動物の細胞」も「人の細胞」も基本的な取り扱い方は同じだという人もいれば、人の試料は人に由来しているからこそ丁寧に扱うべきであり、たとえばウシの細胞と組み合わせたりするべきではなく、両者を区分する一定の線引きが必要だという人もいるかもしれません。身体の人間性は、曖昧な概念ではあるのですが、人由来の試料を用いる研究者には、こうした感情への配慮が求められる場合があります。

⑤　科学界で共有するマテリアルとしての取り扱い

　一方、研究の文脈では、試料は文字どおり、科学活動としての「サンプル」「マテリアル」として扱われてこそ、意義をもちます。研究の世界で共有され、研究の素材としての用に耐えうるものであることが要求されます。試料を用いた研究結果が科学的に意義をもつためにも、これらの試料は保管され、また必要に応じて共有される必要があります。

2.3　日本の「人体」法規

　日本では遺体の取り扱いに関する法規がいくつかあります。戦前の判例では、遺体を加工して「薬」の原料としようとしたことをめぐる争いがあります。遺体への干渉は原則として禁止されてきました。たとえば刑法にある「死体損壊罪」という犯罪について聞いたことがある人もいることでしょう。また、遺体の解剖やその一部分を取り扱う場合、「礼意」をもってこれに当たるよう求める規定もあります（死体解剖保存法など）。

　生存中に分離された身体部分の取り扱いについてはどうでしょう。たとえば1950年の旧厚生省の回答では、医療において身体から分離された人体部分について「一般の社会通念に反しないよう」に取り扱うように、というかなり一般的な方針が示されていました（茨城県知事宛厚生省医務局長回答、1950年）。1998年には、同じく旧厚生省において、手術の過程で摘出された組織を研究目的に転用することが議論になったのですが、ここでも「人体の組織とか器官などの利用に対する日本人の感覚に配慮するとともに、ヒト組織の利用に対する不信感をもたれないような配慮」を求める勧告が示されました（厚生科学審議会答申「手術等で摘出されたヒト組織を用いた研究開発の在り方について」）。

　試料を使う側からすれば、こうした試料は誰のものなのだろう、という議論も気になることでしょう。日本の民法では身体部分の取り扱いについて特別な規定を置いているわけではありません。例外的な状況について、たとえば遺体や遺骨については、遺族による祭祀財産として取り扱うような状況（埋葬や祭祀・供養を行う目的）では、特殊な所有権の対象となる可能性があるという見解が法廷で示されてきました。ただ、多くの場合、人体に由来する部分を所有権の対象とすることができるかどうか、またそれはどのような性質のものなのか、明確なコンセンサスはない状況にあります。医事法学者の唄孝一氏らは、身体から分離したヒト試料には、人格的な性格と物的な性格が併存しているという整理をしています[2]。

2)　唄孝一・宇都木伸・佐藤雄一郎（2001）「ヒト由来物質の医学研究利用に関する問題」『ジュリスト』1193: 36-42; 1194: 91-99

　みなさんが試料を取り扱う際、それを一定の方式で処理して保管し、また用途に応じて取り出して処理し、解析手法に応じて加工するなど、いくつかの処理が発生するはずです。ただ、こうした処理の多くは、ほかの生物に由来する試料とほぼ同様の方法でなされることでしょう。人に由来する試料には、カタログを通じて購入することが可能なものも多くありますし、利用するうちにどんどんなくなったり、必要がなくなれば捨てられたりすることもあります。こうなるとほかの生物の細胞との違いは感じにくくなるでしょう。

　一方、これらの細胞の 1 つ 1 つは、必ず特定の個人に由来し、個人やその近親者の生物情報を秘めているものでもあります。日本組織培養学会が次のような見解を示しています。「人体の一部というのは、その由来する個人の人格と切り離し難い側面を有している。個人の、あるいはその死体にあっては、遺族や家族などの所有する物としての側面も有する」(「非医療分野におけるヒト組織・細胞の取り扱いについて」、1998 年)。また、人間に由来するものである以上、人間が共有する尊厳を分有している、それゆえ人間に由来しているということを最後まで忘れてはならず、最後までふさわしい扱いを考えるべきだ、との指摘もあります[3]。試料の提供からどれほど時間が経過して、また由来する個人からどれほど離れて存在していたとしても、それらが人々の協力なしに存在しないこと、またこうした人々に関連する情報を今も有していることは変わりません。

2.4　個人の身体が「サンプル」になるまで

　ヒト試料は、文字どおり、人に由来する試料です。その 1 つ 1 つには、それらが身体を形成していた特定の個人(提供者)がいます。提供者が研究に参加する動機はさまざまです。ある研究によると、この動機は大きく 3 つに分類されました[4]。まず 1 つは、社会的な要因です。研究に参加することに

---

3)　宇都木伸(2010)『ライフサイエンスと法政策—バイオバンク構想の法的・倫理的検討』ぎょうせい

4)　Hallowell, N. et al., 2010, "An investigation of patients' motivations for their participation in genetics-related research," *Journal of Medical Ethics* 36(1): 37-45.

よって社会の役に立ちたいというものです。このほか、自分の身の周りに起きた経験を背景に、何らかの願いを託して提供する人もいます。家族のなかに病気や特有の症状をもっている人がいて、その研究のために役立つのであれば自分のサンプルを提供したい、という家族的な要因もあります。また、自分に関連した動機づけで参加を希望する人もいるでしょう。たとえば、自分自身がすでに何らかの病気の患者になっていてその病気のことを自分としても切実に知りたいという場合が考えられます。

　みなさんが試料を利用する場合、個人が研究活動に思いを託し、また個人がこのサンプルを使って何をしてほしいと思っていたのか（あるいは何をしてほしくないか）、考える機会をもつことはこれまでなかったかもしれません。確かに、普段の研究活動において、研究対象となる個人は検討されるサンプル数のうちの $\overset{\text{いち}}{1}$ であって、私たちがみようとしているデータ以外の側面は通常考慮されないものです。それでも、試料を利用する活動は、こうした試料が由来する提供者の協力なしには不可欠であり、またこうした人々の期待を裏切るような研究に用いられることになってはいけません。現に、こうした配慮に欠いた研究者の存在によって、今日の各種の倫理面からの規制が整備、強化されてきた背景があることも忘れてはいけません。

2.5　試料の用途の広がりと提供者からの同意取得

　試料を新たに提供してもらう場合、候補となる人に研究計画を説明し、その同意を得ることが、基本的な原則です。これは医学研究に参加、協力してもらう際に広く共通する原則です。

　ただ、すでに触れたように、試料の提供とそれらが実際に利用される場面は、空間的にも時間的にも離れていることが多くなります。試料を提供した人にとって、自分たちに由来する試料が実際にどこでどのように利用されているのか、自分たちで確認すること、あるいはこうした状況が実際に発生していることを知ることは、難しいことです。そのため、提供者が示す同意は、研究者側が試料を適切に利用するであろうことを信頼し、試料の将来を託すという意味合いが強くなります。信頼というのは、もろい関係でもあって、

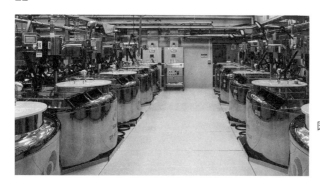

図 2.3 「バイオバン
ク・ジャパン」の試
料保管バンク（東京
大学医科学研究所）

何らかの出来事によって疑念や不信を引き起こす不安定さも有しています。

　また、同意と試料の研究利用との関係では、こうした空間・時間的な乖離_{（かいり）}に加え、試料の多様な用途からくる、事前の説明の難しさにも注目が必要です。試料の保管技術や解析手法の変化を受け、特定の用途のたびにその都度試料を提供してもらう、試料を使い切るという形態だけではなく、試料を医療データや生活状況に関する情報などと連結させる形であらかじめ大規模に貯めておいて、研究者が目的に応じてアクセスして利用するメリットも注目されるようになりました。こうした試料の利用基盤を、一般的にはバイオバンクと呼びます。図 2.3 は、オーダーメイド医療実現プログラムという国の事業により整備された「バイオバンク・ジャパン」の試料保管バンクです。約 20 万人分の血清を、研究に利用できるよう凍結管理しています。

　バイオバンクへの試料提供をお願いする場合、提供者に対して将来の用途に関する具体的な説明を事前にすることが難しくなります。将来の多様な利用目的に備えることができるというバイオバンクの長所は、提供者に対して事前に具体的な用途（誰によっていつ、どのような目的で使われるのか）を伝えられないという状況をも伴います。バイオバンクへの試料の提供は、提供者にこうした研究基盤の構築を通じて医学研究を拓く、一種の社会事業に協力していただくという性質が強くなります。

　このような状況での提供は、疾患研究あるいは社会への贈与（ギフト）にたとえられることがあります。自分に由来する試料を「贈り物」として研究活動に提供し、その後の取り扱いを信頼に足る研究者あるいはバンクに委ね

る、というわけです。この考え方に立てば、目の前の試料を利用する研究者
は、人々の期待や信頼を背負っていることになります。みなさんが、試料を
利用する際、可能であれば提供時の説明書面を読んだり、提供・入手の経緯
に詳しい人に尋ねるなどして、目の前の試料がどのような理解に基づいて提
供されたのか、確認してはいかがでしょう。なお、同意取得の実務的な流れ
についてはレクチャー3でみていきます。

　当初想定されていた用途を大きく変更する際、提供者に情報を事後的に補
塡する必要があります。また活動の透明性を図るために、研究活動を一般の
人にもわかりやすく進捗などを公表していくことも大事です。場合によって
は、提供者本人から問い合わせが来るかもしれません。研究者は、そういう
状況にも可能なかぎり誠実に対応することが求められます。

　一方、提供者の方が、提供後になって自分の試料の利用をやめてほしいと
いう場面もありえます。これは同意の撤回と呼ばれるものです。こうした申
し出があれば、その希望に沿う行動をとることが求められます。無論、こう
した対応が難しい場合もあるでしょう。たとえば、すでに発表し終わったも
のについて、それをあとから取り消すことは現実的でありません。また、研
究のデータが出そろっていて、データセットとしてすでに固定されている、
いわゆる「データの固定」が完了している場合についても、すべてなかった
ことにせよということは研究者側の負担があまりに大きすぎます。このよう
な場合には、提供者の意向に沿いつつ、また提供者への影響を最小限に軽減
する努力が必要になります。たとえば、その個人についての情報を消す、あ
るいは集合的なデータの取り扱いのみにして、個々人の特徴が出ない用途に
限定するということが考えられます。

2.6　個人に関する重大な情報が得られた場合

　解析の過程で、提供者の健康に非常に大きく影響しうるような結果が偶然
得られたとしたら、研究者はどうするべきでしょうか（偶発的所見の問題）。
たとえば、試料を解析して生体情報を得る過程で、本来の研究課題ではない
けれども、提供者にとって明らかに重要な健康上の知見が得られ、早い段階

で何らかの措置を講じておけば重篤な症状につながらないですむかもしれない、教えてあげたほうがいいのではないか、という場合です。解析をしている際にあなたがそのような場面に出くわす場合があるかもしれません（コラム2を参照）。

　研究者は、本来の解析目的とは異なるこれらの結果について対応する義務があるでしょうか。あるいは、自分の仕事ではないということで、見て見ぬふりをしてもいいものでしょうか。現在、このテーマについて、世界中の研究者が頭を悩ませています。こうした対応は、研究活動そのものではない付加的な作業になるため、研究者にとっては大きな負担になる可能性があります。ただ、研究者側が単に「忙しい」「負担になる」からという理由だけで、本人の健康に影響するかもしれない情報提供を放置するべきでないという声もあります。そもそも誰がそれを「重要」だと判断するかという問題もあります。こうした情報に接した研究者が、当該問題について必ずしも専門的知識をもっているとは限らないため、誰がその試料が使ったかによって、こうした知見に気付く場合、気付かない場合が出てくるかもしれません。そもそも研究目的での解析自体が、医療上の判断につなげられるほどの精度を有しているのかという問題もあります。知識や手段の妥当性や有用性の観点から、個々の状況に応じて検討することが必要となる問題です。

　提供者の観点に立てば、こうした結果を教えてほしいという考えは自然なものかもしれません。そこまで重要な情報でなくても、自分たちが提供した試料がどのように使われ、またそこからどのような結果が得られたのか、ぜひ知りたいという人もいるでしょう。一方、こうした情報の結果の伝達を希望しない提供者がいる可能性にも配慮が必要です。提供者の中には、仮に自分に関連しうる情報がある場合でも、知らせないでほしい、という人もいるわけです（知らないでいる権利）。生き方や命に重大な影響を与える情報であるほど、より慎重な取り扱いが求められます。研究者は、個々人のニーズに誠実であるべきであり、希望する人、しない人、それぞれへの対応のあり方を研究開始前から可能なかぎり考え、方針として示しておくべきでしょう。少なくとも、知りたくないという希望が示されている場合に、一方的な判断で情報の受けとりを強いるようなことをしてはいけません。

2.7　ほかの研究者に対する責任

　試料を取り扱う場合、提供者に対する配慮と同時に、ほかの研究者に対しても必要な配慮がある、そういう話を最後にします。

　提供者の身体を離れた試料が、いくつかの工程を経て、みなさんの手元にわたりました。みなさんが、研究者を代表して試料を取り扱うわけです。提供者が研究計画に共鳴して提供に応じてくれた試料です。大事に使う必要がありますね。増井徹氏は、この点について、医学・生物学研究の成果物を専有せず公共性をもたせるということが、由来者が覚悟した犠牲に見合う、研究側の払うべき犠牲であるとしています[5]。せっかく提供してもらったサンプルをひとり占めするのではなくて、しっかり科学の活動において使っていくこと、このことが研究者として求められるべき姿勢です。すでに述べましたが、試料は研究活動へのギフトとも位置づけられるものであり、広く医学研究の発展のために用いられるべきです。

　2002年に、日本人の研究者が試料の取り扱いに関連して、留学先のアメリカで産業スパイ罪により起訴されるという事件がありました。滞在先のアメリカのクリニックからアルツハイマー病の治療用に開発された試料やDNAに関する細胞株を盗み出し、日本に送ったとされる事案でした。このとき、起訴された被告の1人は、弁護士に対してこのように答えたそうです。「研究室の部下が誤った研究を勝手に続けていたため、自分の研究生命が脅かされると考えて、遺伝子試料を持ち出したり、破壊したり」したと（朝日新聞、2004年3月10日、東京夕刊1面）。研究を検証するため、研究に用いられた材料を残しておいて再現性を確認するために用いることが必要な場合があります。医学系の主要なジャーナルでも、自分たちが研究に使った試料の一部を残しておくこと、またほかの研究者がそれを使いたいと言ったときにそれを分けることを求めています。もし試料が一部の個人のみに排他的に占有されるなら、それは研究活動の材料の活用および知識生産の停滞へとつながります。試料は、誰か1人が使っていればいいというものではなく、また

5)　岩志和一郎・増井徹・白井泰子・長谷川知子・甲斐克則（2008）『講義　生命科学と法』尚学社、65頁

論文が出たからといって、その使用が終わるというわけではありません。試料を利用する場合、前半で述べたような提供者への責任とともに、そのサンプル自体を使う可能性がある、今日あるいは将来の研究者に対する責任もあわせて認識することが必要でしょう。

2.8　まとめ

　目の前にある試料について研究者はどのような責任を有しているのか。本レクチャーではこの問いについて、次の2つの点を考えました。まず、提供してくれた人々の期待や希望に応える責任があります。1つ1つの試料には由来するひとりひとりの提供者が存在しています。研究者は、提供者に託されて、そして研究界を代表してその試料を取り扱うわけです。どのように対応することが提供者への配慮のあり方としてふさわしいのか、考える必要があります。

　次に、科学研究に従事する者として有する、ほかの研究者への責任です。みなさんひとりひとりが科学界を代表して目の前の試料を取り扱うという状況において、試料を適切に管理し、目的に沿って利用するということが求められます。提供者は医学・医療の発展のために使ってほしいという思いで提供に応じたのであり、これを決して自分のものだけにしてしまってはいけません。

　普遍的な知を目指して、試料は提供者を離れ、国を越え、また世代を超えて、可能なかぎり共有され活用されるべき研究素材です。関係する人々の期待や希望にも配慮しつつ、研究が安定的に行われるためには、試料を用いる研究者自身がこうした状況を理解し、個々の状況において方針を決定していく必要があります。

（井上　悠輔）

コラム2　脳画像から偶然わかった重要な所見の取り扱い

　2002年、アメリカ、スタンフォード大学医学部1年生のサラ・ヒルゲンバーグは、友人のマシューに「僕が取り組んでいる記憶研究に協力してくれないか」と頼まれました。運動部に所属し健康な毎日を送っていた彼女は、40米ドル（2002年当時、約5,000円）の謝礼はよいアルバイトになると思い、喜んで引き受けました。数日後、サラはマシューの指示に従ってMRI（磁気共鳴画像法）を使った実験に参加しました。サラの脳画像を見た途端、マシューはあることが気になりましたが、彼女には画像を見せず平常どおりに実験を終了しました。終了後、マシューは研究室長と放射線科医のところへ駆け込み、彼女の脳画像を見てもらいました。すると2人は、すぐにサラを緊急入院させるように言いました。彼女の頭には脳動静脈奇形があり、破裂すれば命にかかわる危険があったのです[1]（図）。

　このように、研究の目的とは直接の関係がないものの、研究対象者の健康上の問題が示唆される所見を、「偶発的所見」と言います。MRI等の脳画像技術を用いた研究では、国内でも海外でも研究対象者の一部（0.2〜2％）に医療機関への照会が必要な緊急性の高い偶発的所見が見つかったという報告があり、照会の必要のないレベル（無症候者によく見られる所見）を含めると約10〜40％に上ります[2]．2000年代半ばから、画像中の偶発的所見にどう対処すべきかが研究者の間で問題となり、研究者、生命倫理学者、法学者等の専門家間で議論されてきました。研究者は、偶然に発見してしまったこの所見にどう向き合えばよいのでしょうか。先ほどの例では、サラは緊急手術によって助かり、その後、小児科医となって活躍しています。研究時の偶然の発見がきっかけとなって、1つの命が救われたのです。

　では、偶発的所見を見つけた研究者は、研究対象者に必ず伝えればよいのでしょうか。しかし、偶発的所見を巡る問題はそう簡単に解決できません。そもそも

---

1)　Underwood, E., 2012, "When a Brain Scan Bears Bad News," *Science* 338(6106): 444.
2)　Takashima, K., et al., 2017, "Discovery and informing research participants of incidental findings detected in brain magnetic resonance imaging studies: Review and multi-institutional study," *Brain and Behavior* 7 (5): e00676.

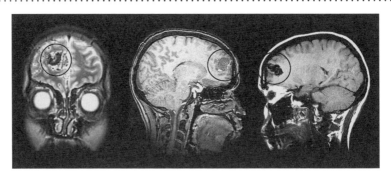

図　サラ・ヒルゲンバーグ氏の脳画像（2002年、ヒルゲンバーグ氏提供）

　研究を目的に脳画像を撮っているのですから、研究者の専門領域や調べたい目的とは関係がない偶発的所見について、それが何を意味するのか、病気なのか、治療が必要なものかなどを判断することは困難です。とくにMRIやfMRI（functional（機能的）MRI）は、放射線を使用せず非侵襲的に人間の脳活動を測定できることから、近年、心理学や経済学といった非医学系の研究領域でも活発に使用されています。たとえば、ある問題を解いて、正解すると報酬がもらえる場合と、正解しても何ももらえない場合とでは、脳活動にどのような違いが生じているかを調べる研究などがあります。こうした研究では、研究者は、脳画像を医学的に診断できる専門家であるとはかぎりません。研究対象者に偶発的所見の存在を知らせれば、詳しく調べるために医療機関などを受診するでしょう。そうなれば、詳細な検査のために、決して少ないとはいえない時間と費用、そして不安を、研究対象者に負わせることになります。

　では専門家でないからといって、何もせずに放っておいてよいのでしょうか。研究対象者は、研究だから目的が違う、専門が違う、といった研究者側の事情を十分に理解しているとはかぎりません。ある調査では、脳画像技術を用いた研究（医学に限らない）に参加した経験を有する者の多くが、自分の脳に何らかの異常があれば、必ず教えてもらえるものと誤解していたことが報告されています[3]。このように、研究への参加であるにもかかわらず、MRIという医療機器が使用されることから、脳ドックのような健康診断と勘違いされてしまうことが懸念さ

3)　Kirschen, M. P., A. Jaworska, J. Illes, 2006, "Subjects' expectations in neuroimaging research," *Journal of Magnetic Resonance Imaging* 23(2): 205–209.

れています。脳画像研究に参加したあと、研究者から何も言われない（ほとんど
の研究がそうだと思いますが）ことで、研究対象者が、「自分の脳は問題がない、
健康なのだ」と誤解するおそれがあるからです。こうした誤解がもとで、必要な
健康診断を受けなかったり、医療機関の受診が遅れたりすれば、研究に参加した
ためにかえって健康問題を悪化させてしまう可能性があります。

　そこで研究者は、研究を始める前に、自身の研究において偶発的所見が見つか
る可能性を検討し、可能性がある場合は、所見が見つかった際の対処法をあらか
じめ決めておく必要があります。対処法を考える際のポイントを 3 つ挙げます。
1 つ目は、誰が脳画像を評価するかということです。研究者のみで行うか、はじ
めから画像を医学的に診断できる専門家に評価を依頼するか検討されるでしょう。
2 つ目は、使用する撮像機器についてです。研究で使用する機器と合わせて、病
院で用いられる診断用の精度の高い機器を使用し、あらかじめ研究対象者全員に
医学的な検査を行う方法を採用している機関もあります。3 つ目は、研究対象者
に偶発的所見を伝える場合の方法です。前述のような誤解や不安が生じないため
には、誰が、いつ、どうやって伝えるかが非常に重要です。これら 3 つのポイ
ントのすべてについて万全を期すことができればよいですが、そのために費用や
人員が割かれ、本来の研究そのものが成立しなくなっては意味がありません。各
研究において、実現可能かつ望ましい対処法を検討する必要があります。重要な
ことは、インフォームド・コンセントを取得する際に、偶発的所見への対処法に
ついても説明することです。また、研究計画書は、研究開始前に各施設の倫理審
査委員会の審査を受けますが、偶発的所見への対処法も研究計画書に明記して審
査を受け、承認を得る必要があるでしょう。対処法を統一して決めている施設も
あります。みなさんが研究を実施する際は、研究責任者や指導教員と十分に相談
しましょう。

（高島 響子）

インフォームド・コンセント

　レクチャー1や2を通じて、人を対象とする研究は、研究対象者から同意を得て実施することが重要であると説明されました。研究対象者が研究への参加に与える同意を「インフォームド・コンセント」と呼びますが、インフォームド・コンセントが成立するためにはいくつかの要件があり、研究者が果たすべき義務もあります。本レクチャーでは、研究倫理の骨幹の1つといえるインフォームド・コンセントについて、その歴史的背景、成立要件、インフォームド・コンセントを得る際のプロセスと研究者が行うべき実践について説明します。最後に応用編として、同意のさまざまなバリエーションについても紹介します。

　読者のなかには、「私は研究室にあるサンプルやカタログで購入したものを使って研究するから同意の話は関係ないな」と思う人がいるかもしれません。でも、もしあなたが、人体由来の試料（組織や細胞、血液等）を使用した実験や、人から集めた情報を用いた研究をするならば、レクチャー2でも学んだとおり、その1つ1つの元をたどれば、研究に協力してくださった患者さんやボランティアの方がいることを忘れてはなりません。そうした事実を意識して、自分の使用する試料や情報がどのような経緯で提供されたのかについて考えながら、本レクチャーを読んでみてください。

3.1　インフォームド・コンセントとは

　インフォームド・コンセントは、英語で "informed consent" です。inform「告げる、知らせる、情報や知識を教える」+-ed（受身）+consent「同意・承諾」から成っており（ロングマン現代英英辞典［5訂版］、2008年）、直訳すると、「情報を教えられた上での同意」となります。読者のなかには、医療機関で手術などの処置を受ける前に行われる手続きとして、インフォームド・コンセントを知っている、あるいは、その経験のある人がいるかもしれません。インフォームド・コンセントは、患者が治療を受ける場面だけでなく、人を対象とする研究においても、非常に重要な概念かつ実践です。研究の対象となる方が、研究者から、これから行われる研究の目的や方法などの説明を受けて、その内容を十分に理解した上で協力してもよいと考える場合には、本人の自由な意思に基づいて研究への参加に同意します。「情報を教えられた上での同意」ですから、同意の主体は研究対象者です。

　研究におけるインフォームド・コンセントの重要な特質は、研究が研究対象者に直接的な利益をもたらすことを目的としていないことです。ここが、治療におけるインフォームド・コンセントとは大きく異なる点です。治療の場合、患者自身の病気を治すことが第一の目的です。成功すれば、自分の健康回復という利益が待っています。だからこそ、たとえば成功率が100％ではなかったり、合併症が発生する可能性があったりするようなリスクの高い手術も引き受けるのです。一方で、医学研究は、将来の患者さんや医科学の発展のために必要な知識を得たり検証したりすることを第一の目的としています。研究に参加してくださる方々は、自分の利益のためではなく、将来の患者さんや医科学の発展のために自らの身体を差し出すことになります。だからこそ、研究への参加によって生じるリスクは最小限に抑えなければならず、仮に危険が伴う場合には、事前にそのことを十分に説明し、理解を得なければなりません。

　歴史を振り返ってみると、まず、研究に関する倫理原則の土台が構築されたニュルンベルク・コード（1947年、レクチャー1を参照）においては、第1項に、「被験者[1]の自発的な同意が絶対に不可欠である。研究の対象とな

る人は、同意を与える法的な能力を有し、いかなる暴力、詐欺、欺瞞<ruby>欺瞞<rt>ぎまん</rt></ruby>、強要、誇張、その他の隠れた形での圧迫や強制を受けることなく、自由な選択を行使できる状況におかれ、かつ、理解および理解した上で決定できるよう、これから実施されることの要素について十分な知識と理解を得ていなければならない。（後略）」とされました。ここでは、「自発的な同意（voluntary consent）」という言葉が用いられています。

　続いて、世界医師会によるヘルシンキ宣言の 2013 年改訂版では、基本原則の 1 項目として「医学研究を行う医師は、被験者の生命、健康、尊厳、高潔、自己決定権、プライバシー、個人情報に対する守秘を保護する義務を負う。被験者保護に関する責任は、常に医師および医療専門職の側にあり、たとえ被験者が同意を与えたとしても、決して被験者が責任を負うことはない。」（傍点著者）とした上で、「インフォームド・コンセント」という独立した見出しのもと、8 項目が設けられています[2]。このように、インフォームド・コンセントは、人を対象とする医学研究の実践における必要不可欠な要素です。

3.2　インフォームド・コンセントの成立要件と取得方法

　インフォームド・コンセントは、まず、① 研究対象者の候補である意思決定能力を有する個人またはその代諾者（後述）がいて、② 研究者から実施予定の研究に関する情報が説明され、③ 研究対象者または代諾者が説明を十分に理解した上で自発的に同意する、というプロセスが必要です。以下では 3 つのプロセスに沿って、意思決定能力、説明されるべき内容、自発的な同意のそれぞれについて順に説明し、その後、インフォームド・コンセントの取得方法についてみていきます。もっとも、インフォームド・コンセントを取得する方法や、研究対象者や代諾者の範囲、説明内容、同意文書等に

---

1)　ニュルンベルク・コードやヘルシンキ宣言では「被験者（subjects）」という言葉を使っていましたが、近年ではあまり使用されていません。代わって、「研究参加者／研究対象者（research participants）」という表現が用いられます。本書でもこのような言葉を使っています。
2)　世界医師会「ヘルシンキ宣言」日本医師会訳　http://www.med.or.jp/wma/helsinki.html

ついては、研究計画の一部として研究計画書に記載し、研究を開始する前に
倫理審査委員会の審査を受け承認されることが前提です（倫理審査の詳細に
ついてはレクチャー4を参照）。

1）　同意を与える能力とは

　同意には、「選択に関する情報を理解する能力」、「理解した内容を自分の
状況に関連づけて認識する能力」、「論理的に思考する能力」、「自分の選択を
表明する能力」の4つの能力が必要とされます[3]。

　研究対象者においてこれらの能力が十分でないと判断される場合は、同意
能力に問題があるとみなされます。たとえば、未成年者の場合、また、救急
搬送された昏睡状態の患者や認知症で認知機能が低下している者など、成年
であってもインフォームド・コンセントを与える能力を欠くと客観的に判断
される者の場合などが考えられます。ここに言う「客観的に判断される」と
は、その研究の実施に携わっていない者からみてもそう判断されることを指
しており、たとえば、2人以上の医療・介護従事者による確認などが考えら
れます。

　同意能力に問題がある人を対象とする研究を計画する際は、まず、そうし
た方々を対象に研究を行うことの必要性が、合理的に説明されなければなり
ません。そして、対象者にとってのリスクが最小限であるなど、一定の条件
が満たされた場合にのみ、当人に代わって別の人が研究への同意を行う「代
諾」という手続きを取った上で、研究を実施することができます。代諾を行
う人を「代諾者」と言い、本人の意思や利益を代わりに判断できる人が選ば
れます。一般に、親・保護者や配偶者、法的に認められた代理人などが考え
られるでしょう。代諾者を決める方法についても、事前に検討し、研究計画
書に明記しておく必要があります。

3）　Appelbaum, P. S., L. H. Roth, 1982, "Competency to consent to research: a psychiatric overview,"
　　Archives of General Psychiatry 39(8): 951-958. Dunn, L. B., M. A. Noweangi, B. W. Palmer, D. V.
　　Jeste, E. R. Saks, 2006, "Assessing decisional capacity for clinical research or treatment: a review of
　　instruments," *American Journal of Psychiatry* 163: 1323-1334. トマス・グリッソ／ポール・S・ア
　　ッペルボーム（2000）『治療に同意する能力を測定する—医療・看護・介護・福祉のためのガイ
　　ドライン』北村總子・北村俊則訳、日本評論社

　なお、年齢や研究内容等によっては、未成年者であっても、一定の要件の
もと、代諾者ではなく本人によるインフォームド・コンセントが認められる
場合もあります。「人を対象とする生命科学・医学系研究に関する倫理指針」
（レクチャー4を参照）では、「中学校等の課程を修了している又は16歳以
上」を1つの基準としています。当該研究において、未成年者であっても同
意が可能な条件について、やはり事前に検討し、研究計画書に定めておきま
しょう。

2)　インフォームド・コンセントを得る前に説明されるべき内容

　研究者は、研究への協力をお願いしたい人（研究対象候補者）に対して、
彼らが、研究に参加するかどうかをきちんと判断できるよう、研究に関する
説明をします。とくに重要なことは、どのような目的の研究か、研究に参加
した場合は何がなされるか、また、どのようなリスクや負担が生じる可能性
があるかということです。一般的に説明に含まれる内容をBox 3.1（36、37
ページ）に示します。

　Box 3.1に挙げた項目以外にも、個々の研究内容に即して研究対象者の立
場に立って必要と思われる説明をつけ加えましょう。

3)　インフォームド・コンセントを得る方法

　インフォームド・コンセントに関する手続きは、研究の種類によって文書
による署名が求められる場合、口頭で行い記録だけ残す場合などありますが、
ここでは文書で行われる場合について詳しくみてみましょう。

　研究者は、2)に示した説明内容を記した文書を用いて、研究対象候補者
に、通常、対面にて口頭で研究の説明をします。そして、研究への協力が得
られた場合には、別途用意された同意文書に、直筆の署名をいただきます。
近年では、タブレット端末などを活用した電子的方法（eConsent）も見ら
れます。同意文書には、同意の宛先、説明者の氏名、説明内容、同意を求め
る項目が複数存在する場合はそれぞれに対する希望の内容（たとえば、研究
終了後にも試料・情報等を保管・利用してよいか）、日付、署名欄が含まれ
ます。同意文書は、複写して、研究者と研究対象者の双方が同一の書類を保

管するようにしましょう。同意能力があって自らの意思を表明できるものの、自身で署名することが困難な研究対象者については（手が不自由であるなど）、代筆も可能です（ただし研究者以外の者によること）。

　文書以外での同意が認められる場合として、たとえば、「人を対象とする生命科学・医学系研究に関する倫理指針」では、侵襲を伴わない研究や、研究計画を立てる時点ですでに保有している試料や情報を使用するような一部の研究について、口頭による同意を認めています（詳細はレクチャー4を参照）。また、匿名の郵送調査やウェブ調査では、同意を表明する☑を記入する場合も考えられます。

　いずれの方法であっても、研究対象者が説明内容を理解しやすいように工夫する必要があります。専門用語がすき間なく並んだ文章と、読みやすい大きさの字で書かれた平易な文章とでは、後者の方がわかりやすいはずです。説明文書を補助するものとして、イラストを使用したり、紙芝居や動画を作成することも有用でしょう。研究計画の範囲内で実施可能な、よりよい方法を検討しましょう。

　研究への参加に一旦同意した場合でも、研究対象者はいつでも参加を取りやめる権利を有しています。これを、「同意の撤回」と言い、研究に参加するかしないかを決める、研究対象者の自己決定を尊重するものです。しかし、研究がある程度進んだあとでは、すでに個人の情報がどれかわからないように加工されていたり、研究発表がなされたあとであったり、現実的に撤回が不可能な場合があります。研究者は、撤回を希望する場合の方法、連絡先、撤回可能な期間などについて、研究対象者にあらかじめ知らせておく必要があります。

　誰が説明をするかというのも、重要な要素です。患者さんが主治医から研究の説明を受けた場合、断れば今後の治療に差し障りがあるのではないかと心配し、断りにくさを感じるかもしれません。逆に、面識のない研究者が突然ベッドサイドに現れて説明を始めたら、患者さんは不審に思うかもしれません。また、リスクの大きい研究など、場合によっては、説明を受けてから十分に考える時間を取れるよう、日を改めて同意を得るなどの工夫もしましょう。

Box 3.1　インフォームド・コンセントを得る前に説明されるべき内容
・　研究の名称、目的、実施される期間。
・　研究の責任者および実施者の名前、所属機関・部署等。複数の研究機関で共同して実施する場合は各々の機関名と責任者名。
・　研究がもたらしうる意義、社会的な利益：直近の未来だけでなく、将来、研究が進んだ結果としてどのような貢献が考えられるか。
・　研究の方法やデザインに関する説明：臨床試験の場合、ランダム化やプラセボといった、より確かな科学的エビデンスを得るための研究デザインが組まれることがあります（詳しくはレクチャー7を参照）。研究に参加しても、はじめから効果が期待されていないプラセボを投与される場合もあるのです。臨床試験に参加するか、ほかの治療を受けるかを判断する重要な情報になりますので、研究対象者が誤解することのないように明確に説明しなければなりません。
・　研究対象者の協力内容：たとえば、採血〇 mL、1週間毎日決まった時間に血圧を測定し記録する、MRI（磁気共鳴画像法）に約〇分間入りながら質問に回答する、病院に計〇回通う、研究参加期間中の生活上の制約（たとえば禁酒や避妊）、など。研究対象者が状況を想像しやすいように、プロセス、回数、所要時間、場所などの詳細な情報を含めて、具体的かつわかりやすく表現します。
・　研究対象者として選定された理由：研究対象者は、「なぜ自分が選ばれたのか」とても気になるようです（当然ですね！）。
・　研究参加に伴って対象者に生じうるリスク、負担、および利益：リスクや負担は、身体的なものだけでなく、精神的なものも考えておくべきでしょう。たとえば、非常に個人的な経験について尋ねることによって不快な気分を生じさせるおそれがある場合などです。実際に問題が発生した場合の対応方法についても説明しましょう。利益については、研究対象者自身に利益をもたらすことが想定されない研究の場合は、「研究に参加することによって、あなた自身に利益がもたらされることはありません」などと説明されます。一方で、たとえば、すでに海外での臨床試験において有効性を示す結果が得られている介入研究の場合などは、その結果を説明します。しかし、患者さんが、研究に参加することで自分は治療を受けているのだと勘違いする（これを「研究と治療との誤解（therapeutic misconception）」と言います）ことがないよう、説明には十分注意する必要があります。

- 研究に参加しない場合に治療方法が変わるかどうか。
- 個人情報の取り扱い。
- 研究対象者が提供した試料・情報等の保管方法、また、研究が終了したあとの廃棄方法。
- 他の研究機関や民間企業、海外に試料・情報を提供する可能性、具体的な提供の内容。
- 同意を受ける時点では特定されない将来の研究のために試料・情報等を用いる可能性がある場合：もし将来、ほかの研究で使用する可能性がある場合には、本研究への参加とは別に独立した項目を立てて、使用してもよいかどうか同意を得る必要があるでしょう。また、試料をバイオバンクへ寄託したり、データをデータベースに登録する予定がある場合には、その旨と、そこでの利用のされ方について説明しておくことが重要です。
- 同意の撤回の方法と撤回可能な期間：研究対象者は同意撤回の権利を有すること、撤回する場合の方法や、撤回が可能な期間などの条件を明らかにしましょう。
- 倫理審査委員会による審査を受け、承認が与えられた研究計画であること。複数の研究機関で実施する共同研究の場合は、各機関の倫理審査委員会で承認されていることも説明しましょう。
- 研究費用の出資元、研究参加に伴う研究対象者自身の金銭的負担や謝礼の有無。
- 研究結果の公開や研究対象者への開示の有無と方法。
- 研究を実施する過程で明らかとなった、研究対象者個人の結果や偶発的所見についての取り扱い（レクチャー2、コラム2を参照）。
- 血縁者など、ほかの者に影響が及ぶ可能性：とくにヒトゲノムや遺伝情報を用いた研究は、血縁者にも深くかかわる事実が明らかになる場合や、誤解を招いてしまう可能性もあるので、注意が必要です（ヒトの遺伝情報を取り扱うゲノム医学研究におけるインフォームド・コンセントについてはレクチャー5を参照）。
- 知的財産が発生した場合の取り扱い：一般的に、研究で得られた成果から知的財産が発生した場合、研究対象者ではなく、研究者側に権利が帰属します。
- 質問がある場合の問い合わせ先。

　インフォームド・コンセントを文書で得る際は、単に、書類にサインをもらうという事務手続きだけが独り歩きして形骸化することのないよう、インフォームド・コンセントのプロセス全体を大事にしましょう。

3.3　インフォームド・コンセント──応用編

1)　インフォームド・アセント

　3.2の1) でみたように、研究対象者自身の同意能力に問題があると判断される場合には、本人からインフォームド・コンセントを得ることはできません。しかし、たとえば未成年者は、同意能力がないとみなされているものの、研究について理解し自分自身の希望を表明することが可能な場合が考えられます。とくに10代後半では、理解能力が高く、はっきりとした自分の意見をもつ者も少なくないでしょう。また、認知症など疾患によって同意能力にむらがある（時によって理解や思考能力の程度に差がみられる）研究対象者の場合でも、状態がよいときであれば説明を理解することが可能かもしれません。このような対象者については、代諾者が同意した場合に、それに加えて、本人にも説明し研究参加への賛意を得ることが求められます。これを「インフォームド・アセント（informed assent）」と呼びます。インフォームド・アセントの対象は、年齢（たとえば7歳以上）によって区切るなど、画一的な基準を定める試みもありますが、研究内容・方法の違い、発達レベルや症状の個人差があるため、研究ごと、あるいは研究対象者ごとに、最適な基準を探る必要があるでしょう。

2)　広い目的に対する同意・長期間に及ぶ研究への同意

　研究の進展は日進月歩であり、日々新たな知識が加えられ、革新的な手法が開発されています。そのたびに、新たに研究対象者を募って試料や情報を収集するのは非常に効率が悪く、また、過去に提供された貴重な試料や情報を十分に活用できないことになりかねません。こうした状況を踏まえて、インフォームド・コンセント取得時には具体的には想定されていない将来の研究への利用について、同意を得ることがあります。このような同意を、「広

い目的に対する同意（広範同意）」、「包括的同意」などと呼びます。

　さらに、近年、人由来の試料や情報を集めて整理し、希望する研究者に配布したり研究データを公開したりすることで、限られた貴重な資源を多くの研究者が利用できるようにする、バイオバンクやデータベースが世界中で拡大しています（レクチャー2、11を参照）。一度収集された試料や情報は、長く将来にわたって保管され、幅広い目的・方法で利用されつづけることになるため、研究対象者は、研究への参加を長期的な視点で検討する必要があります。より多くの人がアクセス可能となることから、バイオバンクやデータベースの運営者は、個人情報の保護やセキュリティ対策についてとくに慎重にならなければいけません。さらに、同意の撤回がいつまで可能であるかというのも、非常に重要な問題です。多くの研究者にわたってしまったあとでは、個人の試料や情報を特定することは難しく、同意の撤回は不可能です。研究者は、インフォームド・コンセント取得時の説明において同意撤回が可能な期限および方法を明確にしましょう。

3.4　まとめ

　本レクチャーでは、人を対象とする研究におけるインフォームド・コンセントについて、実際の研究計画に役立つような内容を中心に解説しました。今日、多くの研究機関で、人体から得られた試料や情報を用いた研究が行われています。これらの元をたどれば、提供してくださった研究対象者が必ず存在します。はじめに記したように、研究では、研究対象者への直接的な利益を主目的としていません。ですから、対象となる方の十分な理解と自由意思に基づく自発的な同意が重要なのです。強制はもちろんのこと、説得をしてもいけません。これから、自らインフォームド・コンセントを得て研究を行う人も、自分では同意を得る機会がない人も、これらのことを頭に置きながら研究に励んでもらえればと願います。

（高島　響子）

コラム3　卵子の研究利用とスキャンダル

　2004年2月、ソウル大学研究チームは、16名の女性から提供された242個の卵子を用いて、人の体細胞クローン胚を作成し、そこからES細胞（詳細はレクチャー8を参照）を樹立したことをアメリカの科学雑誌 *Science*（303: 1669-1674）に発表しました。さらに、2005年5月には、脊髄損傷や糖尿病などの難病患者らの体細胞と、18名の女性から提供された185個の卵子を用いて、患者の体細胞クローン胚からES細胞の樹立に成功したことを同じく *Science*（308: 1777-1783）に発表しました。当時、これらの研究成果は、疾患のメカニズム解明を促進し、また、拒絶反応の克服により臨床応用を実現化するものとして国際的に高い評価を受け、再生医療への期待が高まりました（図）。

　しかし同時に、研究に用いられた計427個の卵子がどのように集められたのか注目が集まりました。入手困難なはずの人の卵子が、研究用に大量に提供されたということが、世界を驚かせたのです。論文発表当時、卵子提供について疑惑が向けられるたびに研究代表者であった 黄 禹錫 は、「自発的卵子提供」であったと回答し、卵子提供者を「聖女」と称えていました。しかし、2005年11月に卵子売買の斡旋業者が摘発されたことにより、これらのES細胞研究に用いられていた卵子が売買によって調達されたものであったことが暴かれました。さらにその後、前述の論文2本に捏造疑惑が生じます。研究に関する監督・管理機関であったソウル大学や、国家生命倫理審議委員会は、捏造に関する真偽を明らかにするために調査委員会を立ち上げました。調査の結果、2本の論文は捏造されたものであることが判明するのでした（2006年1月に論文は撤回）。

　この調査の過程で、研究用に提供された卵子は2,000個を超えており、提供された卵子の多くは、経済的弱者、不妊治療を受けている者や難病患者の家族、

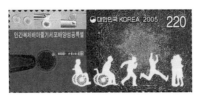

図　切手「人クローン胚由来幹細胞の樹立成功記念」（2005年2月、韓国）。捏造が発覚して、販売中止・回収された。

表　提供された卵子の数および出所（2002 年 11
月 28 日〜 2005 年 12 月 24 日、国家生命倫理
審議委員会（韓国）最終報告書（2006 年））

卵子提供類型	提供者数	提供回数	提供卵子数
有償での提供	64	76	1,349
ボランティア	30	34	520
研究員提供	2	2	31
不妊治療用からの提供	23	26	321
計	119	138	2,221

研究室の研究員など社会的に弱い立場にある人からのものであったことも明らか
になりました（表）。計 72 名の女性から卵子のみならず卵巣全体が 57 個、卵巣
の一部が 56 個、黄禹錫研究チームに提供されており、うち 29 名については、
卵巣提供に対する同意も得ていなかったことが判明しました。
　「生命倫理及び安全に関する法律」が存在しながら、なぜこのような事件が生
じたのでしょうか。その背景には、韓国政府のバイオテクノロジー政策と密接な
関係があったと言えます。すなわち、当時の韓国政府は、本研究が *Science* に
掲載されることを知り、それまで韓国社会で議論を積み重ねてきた倫理的諸問題
への対応よりも先に、ES 細胞研究を推進できる政策へと舵をきったことに起因
していると考えられます。そのため、事件発覚後、本法は抜本的な見直しがなさ
れ、卵子提供者の健康検診義務化、実費支払いなどの研究対象者保護の視点が補
完されました（2008 年、2012 年）。
　この事件は、人クローン由来 ES 細胞研究に萎縮をもたらしました。医学や生
命科学研究の歴史において、医療者や研究者の不適切な行為が萎縮効果を生んだ
事例は複数ありますが、この事例も、研究者の不適切な行為が与える影響の大き
さを示したものとして忘れてはいけない事例です。

（洪　賢秀）

日本における倫理ルールの枠組み

レクチャーの目標
□ 人を対象とした研究に関し、日本にどのような倫理指針があるかを把握する。
□ 「人を対象とする医学系研究に関する倫理指針」の基本的なルールを理解する。
□ 研究を開始するための手続きについて知る。

「私たちには研究の自由があるのだ」。研究への倫理的規制に対する牽制^{けんせい}として、研究者がよく口にする言葉です。確かに、研究者には憲法 23 条の「学問の自由」に基づく研究の自由があります。しかし、人を対象とする研究においては、それは絶対的な権利ではなく、研究対象者の生命・身体への危険性や権利などさまざまな要因から制限を受けうるものであることがこれまでのレクチャーやコラムを通じてわかったと思います。本レクチャーでは、日本ではどのような場合に、倫理的観点から医学・生命科学研究の自由が制限されるのか、そのルールについてみていきたいと思います。

4.1　人を対象とする研究の枠組み

ルールの話に入る前に、人を対象とする医学・生命科学研究の分類について、図 4.1 を見ながら確認しましょう。まず、動物を用いた研究などを含む「医学・生命科学研究」という大きなフレームがあり、そのなかに人を対象とする研究であるところの「臨床研究」があります。その「臨床研究」のなかで、人為的に介入を行う研究を「臨床試験」と言います。ここにいう「介入」とは、研究目的で、人の健康に関するさまざまな事象に影響を与える要因の有無や程度を制御する行為、と定義されています（人を対象とする生命科学・医学系研究に関する倫理指針第 1 章第 2 (3)）。開発中の薬剤の投薬試

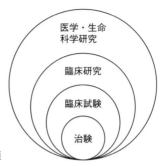

図 4.1　医学・生命科学研究の分類

験が介入であることはイメージしやすいと思いますが、承認薬の投与であっ
てもたとえば研究対象者を 2 つのグループに作為または無作為に割り付けて、
それぞれに異なる承認薬を与え、その効果等をグループ間で比較する場合も
「介入」に該当することに注意しなければなりません。

　そして、この「臨床試験」の一部に、「治験」と呼ばれるものがあります。
「治験」は、医薬品・医療機器の製造販売に関する「承認」を厚生労働大臣
から得るために、その有効性や安全性を証明する臨床試験成績等のデータ収
集のための臨床試験のことです。

4.2　日本における臨床研究に関する倫理的規制の経緯と特徴

　臨床研究に対する倫理面での規制は、1989 年に出された「治験」の実施
ルールに関する「医薬品の臨床試験の実施に関する基準（Good Clinical
Practice, GCP）」（厚生省薬務局長通知）において始まります（翌年施行）。
日本の製薬企業が開発した新薬を欧米に輸出するためには倫理的に適正な手
続きを経たことを制度として担保する必要があったことを背景としています。
その後、日米 EU の三極で発足した ICH（日米 EU 医薬品規制調和国際会議、
International Conference on Harmonisation of Technical Requirements for
Registration of Pharmaceuticals for Human Use）は、医薬品の承認審査の迅
速化および新医薬品の研究開発の促進を目指し、1996 年に各国の規制当局
に提出する臨床試験データを作成する際に準拠すべき「医薬品の臨床試験の
実施に関する基準（ICH-GCP）」を作成しました。日本では、1996 年に薬事

法が改正され、承認申請の臨床試験データ等資料は厚生労働省令に従って収集されたものでなければならないとする規定が設けられます（14 条）。そして、この「省令」として、1997 年に ICH-GCP に準拠した GCP 基準が制定されました（翌年から全面施行）。こうして、「治験」については、倫理面を含め、国際基準に則った法的規制が行われています。

　一方、1990 年代から 2000 年代初頭にかけて、社会的関心の高い倫理的問題を孕む先端的な研究が次々と登場しました。たとえば、1990 年に米国国立衛生研究所（NIH）で先天的な免疫不全症であるアデノシンデアミナーゼ（ADA）欠損症の患者に対し世界ではじめて遺伝子治療が行われ、また、人の全塩基配列を解読することを目指す「ヒトゲノム計画」もスタートしました。1997 年には、イギリスで世界初の体細胞クローンの哺乳類ドリーが生まれたことが英科学誌 *Nature* で報告され、その 1 年後の 1998 年には、アメリカでヒト ES 細胞の樹立に成功したことが米科学誌 *Science* で報告され

表 4.1　現在（2023 年 3 月末）運用されている倫理的規制に関する法律や指針

医薬品、医療機器等の品質、有効性及び安全性の確保等に関する法律（略称：薬機法）　※ 治験	1960 年制定
ヒトに関するクローン技術等の規制に関する法律	2000 年制定
再生医療等の安全性の確保等に関する法律	2013 年制定
臨床研究法	2017 年制定
医薬品の臨床試験の実施の基準に関する省令（医薬品 GCP 省令）　※ 治験	1997 年制定、厚生労働省
特定胚の取扱いに関する指針	2001 年策定、文部科学省
遺伝子治療臨床研究に関する指針	2002 年策定、文部科学省・厚生労働省
ヒト iPS 細胞又はヒト組織幹細胞からの生殖細胞の作成を行う研究に関する指針	2010 年策定、文部科学省
ヒト受精胚の作成を行う生殖補助医療研究に関する倫理指針	2010 年策定、文部科学省・厚生労働省
ヒト ES 細胞の樹立に関する指針	2014 年策定、文部科学省・厚生労働省
ヒト ES 細胞の使用に関する指針	2019 年策定、文部科学省
ヒト ES 細胞の分配機関に関する指針	2019 年策定、文部科学省
ヒト受精胚に遺伝情報改変技術等を用いる研究に関する倫理指針	2019 年策定、文部科学省・厚生労働省
人を対象とする生命科学・医学系研究に関する倫理指針（「人を対象とする医学系研究に関する倫理指針」「ヒトゲノム・遺伝子解析研究に関する倫理指針」を統合）	2021 年策定、文部科学省・厚生労働省・経済産業省

ます。そして、2003 年 4 月、「ヒトゲノム計画」において 30 億の塩基配列の解読完了宣言が出されました。このような生命科学の進展に対応する形で、政府はその都度、それぞれの研究領域に関する倫理指針を策定してきました。しかし、他方で疫学研究や一般的な臨床研究についての倫理的規制は後手に回り、ようやく 2002〜2003 年になって「疫学研究に関する倫理指針」、「臨床研究に関する倫理指針」として整備されるのでした。

　現在（2023 年 3 月末現在）運用されている倫理的規制に関する法律や指針は、表 4.1 に示したようにたくさんあります。自分の研究はどの法律や指針が適用されるのか、自分で判断できるようこれらの内容について理解していなければなりません。また、法律や指針はしばしば改正されますので、そのフォローアップも必要になります。

4.3 「人を対象とする生命科学・医学系研究に関する倫理指針」の概要

　ここでは、人を対象とする医学・生命科学研究を実施する場合に、研究者がもっとも参照する機会が多いと思われる「人を対象とする生命科学・医学系研究に関する倫理指針」（2021 年制定）について説明します。

　もともと 2000 年代初頭に「ヒトゲノム・遺伝子解析研究に関する倫理指針」（2001 年制定）、「疫学研究に関する倫理指針」（2002 年制定）、「臨床研究に関する倫理指針」（2003 年制定）が制定され、運用されていたのですが、研究の多様化により 2014 年に「疫学研究に関する倫理指針」と「臨床研究に関する倫理指針」を統合した「人を対象とする医学系研究に関する倫理指針」（以下、2014 年統合指針）が策定されました。この策定過程でノバルティス社の降圧剤ディオバンに関する臨床研究不正（コラム 12 を参照）が明るみになり、これを受けて「研究不正」の防止措置や生じたときの対応措置の規定も組み込まれた点に特徴がありました。その後、解析技術の進展によりヒトゲノム・遺伝子解析を伴う研究が増加しましたが、このような研究では「ヒトゲノム・遺伝子解析研究に関する倫理指針」及び 2014 年統合指針の両方の遵守が必要でした。しかし、両指針の内容にズレが生じている部分もあ

ったことから、両指針の整合化が課題となり、その対応として、両指針を統合した「人を対象とする生命科学・医学系研究に関する倫理指針」が 2021 年に制定されました。この指針は、2022 年そして 2023 年に早くも改正されています。

1)　指針が適用される研究の範囲

　「人を対象とする生命科学・医学系研究」とは、人を対象として、次のア又はイを目的として実施される活動を指します（指針第 1 章第 2 (1)）。

　　ア　次の①、②、③又は④を通じて、国民の健康の保持増進又は患者の傷病からの回復若しくは生活の質の向上に資する知識を得ること。
　　①　傷病の成因（健康に関するさまざまな事象の頻度および分布並びにそれらに影響を与える要因を含む。）
　　②　病態の理解
　　③　傷病の予防方法の改善又は有効性の検証
　　④　医療における診断方法および治療方法の改善又は有効性の検証。
　　イ　人由来の試料・情報を用いて、ヒトゲノム及び遺伝子の構造又は機能並びに遺伝子の変異又は発現に関する知識を得ること。

　ここで対象としている「人」には、死者のものを含め、人体丸ごとのほか、人体から採取された試料（血液、体液、組織、細胞、そして、排泄物、またこれらから抽出した DNA 等）や、情報（診療情報、問診情報、アンケート情報等）も含まれます（指針第 1 章第 2 (1)、(4)、(5)）。

　このような人を対象とする生命科学・医学系研究を日本の研究者が実施する場合、または外国の研究機関を含め日本国内で実施する場合、この指針が適用されることになります。ただし、以下については適用対象外となります（指針第 1 章第 3 の 1）。

　　①　法令の規定に基づき実施される研究
　　②　法令の定める基準の適用範囲に含まれる研究

③　試料・情報のうち、次に掲げるもののみを用いる研究

i.　すでに学術的な価値が定まり、研究用として広く利用されており、かつ、一般に入手可能な試料・情報

ii.　個人に関する情報に該当しない既存の情報

iii.　すでに作成されている匿名加工情報

たとえば、HeLa 細胞（レクチャー2を参照）や人由来細胞から樹立した iPS 細胞のうち研究材料として提供されているもの等を用いた研究は、③ i により指針の適用外の研究となります。逆に、糞便は通常トイレに流されるものですが、研究者が自分自身の糞便を使う研究計画を立てた場合にはこの指針の適用対象となり、これからみていくように、倫理審査等の手続きが必要となるのです。

2)　研究者等の責務

研究者やその他の研究に携わる関係者（以下、研究者等）は、以下の責務を負っていますので、研究に従事するに際してはそれを十分に把握しておく必要があります（指針第2章第4）。

①　研究対象者の生命、健康および人権を尊重して、研究を実施すること。

②　法令、指針等を遵守し、倫理審査委員会の審査および研究機関の長の許可を受けた研究計画書に従って、適正に研究を実施すること。

③　研究を実施するに当たっては、原則としてあらかじめインフォームド・コンセントを受けること。

④　研究対象者等およびその関係者からの相談、問合せ、苦情等に適切かつ迅速に対応すること。

⑤　研究の実施に携わる上で知り得た情報を正当な理由なく漏らさないこと。

⑥　地域住民等一定の特徴を有する集団を対象に、当該地域住民等の固有の特質を明らかにする可能性がある研究を実施する場合には、研究対象者等及び当該地域住民等を対象に、研究の内容及び意義について説明し、

研究に対する理解を得るように努めること。

⑦　研究の実施に先立ち、そして、継続して、研究に関する倫理や当該研究の実施に必要な知識・技術に関する教育・研修を受けること。

このほか、研究責任者、研究機関の長それぞれの責務についても定められていますので、そのような立場になった際には確認してください。

3)　倫理審査委員会

では、研究を開始するにはどうすればよいのでしょうか。研究を開始するまでには、次のようなプロセスを踏まなければなりません。

> ①　研究責任者は研究計画書その他必要な書類を作成し、研究実施の適否について、倫理審査委員会に意見を求める（申請する）。

> ②　意見を求められた倫理審査委員会は、指針に基づき、当該研究計画が倫理的観点及び科学的観点から妥当なものか否かを審査し、その結果を研究責任者に回答する。

> ③　研究責任者は、倫理審査委員会の審査結果及び倫理審査委員会に提出した書類等を研究機関の長に提出し、研究実施の許可を求める。

> ④　研究機関の長は、倫理審査委員会の意見（審査結果）を尊重しつつ、研究実施許可・不許可の最終的な決定を下す（倫理審査委員会が当該研究の実施は不適当であるとの審査結果を出した場合には、研究実施を許可することはできない）。

ここからわかるように、研究開始までのプロセスにおいて重要な役割を果たすのが「倫理審査委員会」です。倫理審査委員会とは、当該研究機関に属さない外部者を含む自然科学および人文・社会科学の有識者、そして一般の立場を代表する人で構成される合議体のことです（指針第1章第2(21)、第8章第17）。

　なぜ倫理審査委員会での審査が必要なのでしょうか。それは、研究者や研究責任者、機関の長による自己判断には限界があるためです。たとえば、研究責任者が研究についての説明文書・同意文書を作ったとしましょう。しかし、専門性の高い用語や略語ばかりで説明されれば、研究対象者等には理解が困難で、同意したとしても、それは適切なものとは言えません。また、研究を実施しようとする研究者は、研究対象者への負担やリスクを小さく見積もったり、研究の意義を過大に評価してしまうこともあるでしょう。このように、研究対象者の安全、権利、尊厳を守るために、また、社会から信頼を得られる研究を実施するために、当該研究に利害関係をもたない倫理審査委員会での審査が必要なのです。

　なお、この倫理審査委員会と似て非なるものに「病院臨床倫理委員会」というものがあります。これは、患者さんへの治療等の診療行為において、倫理的問題が生じた際に、その問題について検討し、助言をする合議体です。こちらについては、コラム4をご覧ください。

4)　インフォームド・コンセント

　インフォームド・コンセント（IC）についてはレクチャー3で、どのような説明が必要なのか、どのような点に気をつけなければならないのかなどについて学んでいただきました。診療におけるインフォームド・コンセントでは、医師がその患者にとって最善と考えられる治療法等についてリスクやほかの治療法等とともに説明をし、患者がその治療等を受けるか否かを決定します。一方、研究においては、実施される行為は個々の研究対象者に直接的な利益をもたらすことを目的とするものではありません。また、研究対象者に不利益を及ぼす可能性が内包されています。それゆえに、このような臨床研究の特質に配慮して、研究対象者が理解できる言葉で、十分かつ丁寧に説明がなされなければならないわけです。診療の場合はインターネット等で調べれば情報を追加的に得ることができますが、研究の場合、研究者は新しいことをやろうとしているわけなので、研究対象者は容易に情報を得ることはできません。そういう意味でも、研究者からの説明は大変重要です。

　指針では、説明をするべき一般的な項目を挙げていますので、説明文書を

Box 4.1　研究対象者に説明すべき内容（人を対象とする生命科学・医学系研究に関する倫理指針、第5章第8の5）

① 研究名称、研究機関の長から研究の実施許可を受けていること
② 研究機関名、研究責任者の氏名（共同研究機関等についても）
③ 研究の目的及び意義
④ 研究の方法及び期間
⑤ 研究対象者として選定された理由
⑥ 研究対象者に生じる負担、予測されるリスク・利益
⑦ 同意の撤回の可否・条件・理由
⑧ 研究に同意しないことや同意撤回によって不利益な扱いを受けないこと
⑨ 研究に関する情報公開の方法
⑩ 研究計画書及び研究の方法に関する資料を入手・閲覧できることとその入手・閲覧の方法
⑪ 個人情報等の取扱い
⑫ 試料・情報の保管及び廃棄の方法
⑬ 研究機関および研究者等の研究に係る利益相反に関する状況
⑭ 研究によって得られた結果等の取扱い
⑮ 相談等への対応
⑯ 研究対象者等に経済的負担又は謝礼がある場合にはその旨と内容
⑰ 通常の診療を超える医療行為を伴う研究では、他の治療方法等に関する事項
⑱ 通常の診療を超える医療行為を伴う研究では、研究対象者への研究実施後における医療の提供に関する対応
⑲ 【侵襲を伴う研究】当該研究による健康被害に対する補償の有無と内容
⑳ 試料・情報について、同意を受ける時点では特定されない将来の研究のために用いる又は他の研究機関に提供する可能性がある場合には、その旨と同意を受ける時点において想定される内容
㉑ 【侵襲（軽微な侵襲を除く）を伴い且つ介入を伴う研究】モニタリング及び監査に従事する者、また、倫理審査委員会が必要な範囲内で当該研究対象者に関する試料・情報を閲覧すること

表 4.2　研究のために新たに試料・情報を取得して研究を実施する場合

			文書/電磁的 IC	口頭 IC*	IC に代わる手続き
侵襲あり			必須	不可	不可
侵襲なし	介入あり		必須		不可
	介入なし	試料を用いる	必須		不可
		情報のみを用いる	必須ではない		研究についての情報を通知又は研究対象者等が容易に知りうる状態に置き、拒否できる機会の保障が必要。
		要配慮個人情報を用いる	必須ではない		原則として、個人情報の取扱いに関する「適切な同意」の取得が必要（例外規定あり）。

*口頭で IC を受ける場合には Box 4.1 の内容を説明し、説明方法・内容および同意の内容に関する記録作成が必要

　作成する際には確認してください（指針第 4 章第 8 の 5、Box 4.1）。

　このように、研究におけるインフォームド・コンセントは重要ですが、一口に研究と言っても、開発中の薬を患者に投与する臨床試験と血液試料を用いた研究、あるいは診療情報のみを用いる研究では、研究対象者の負担やリスクは異なります。そこで、研究対象者に対する侵襲（身体や精神への傷害または負担）や介入行為（人の健康に関するさまざまな事象に影響を与える要因の有無または程度を制御する行為）の有無、用いるもの（試料、情報）に応じて、インフォームド・コンセントの方法やそれに代わる手続き等が設定されています（指針第 4 章第 8）。たとえば、穿刺、切開、薬物投与、放射線照射など侵襲性のある行為を当該研究のために行う場合には、文書又は電磁的方法によるインフォームド・コンセントが必要になります（指針第 4 章第 8 の 1 (1)、8 の 2、表 4.2）。

　一方で、臨床検査用に採取・保管されている古い試料や、過去に診療した患者さんの診療情報を研究に使いたいけれども、患者さんからインフォームド・コンセントを受けることが現実的に難しいことも多いでしょう。そこで指針では、一定の場合に研究対象者からのインフォームド・コンセントの取得に代えた手続をとることにより、利用することを認めています（指針第 4 章第 8 の 1 (2)、(3)、(5)、8 の 2）。指針では、試料を用いるか否かや、試料や情報の利用目的などさまざまな状況に分けて規定しているため、その全

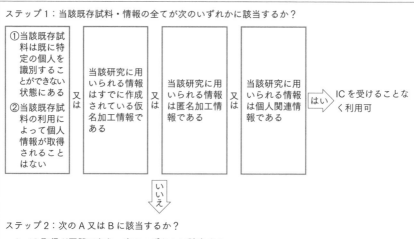

図4.3 ICに代えた手続き：大学に所属する研究者が、自分の大学で保管している試料とそれに付随する患者の診療情報を利用して学術研究をしようとする場合

てをご紹介することはできません。ここでは、大学等の学術研究機関に所属する研究者が、自分の機関で保管している試料とそれに付随する患者さんの診療情報を利用して研究をしようとする場合を例に、必要な手続きを図4.3

に示します。

　このほか、学術研究目的で他施設へ既存試料・情報の提供を行おうとする場合についても、一定の条件の下で研究対象者等からのインフォームド・コンセントを受けずに提供することが認められています。

　このように、インフォームド・コンセントが得られなくても、貴重な試料や情報を研究に利用すること、また、他機関に提供したり、反対に他機関から提供を受けることのできる手立てが指針上定められています。既存の試料や情報の利用が必要になった場合等には、指針を読み込んでみましょう。

5)　個人情報の保護

　研究者等は、研究の実施に伴って個人情報を取得することがありますが、その場合には、個人情報保護法に則って扱うことが求められます（指針第9章第18）。例えば、研究者等は、個人情報の漏洩、滅失または毀損の防止その他の安全管理のための措置を講じる責務を負います。措置の方法として、研究現場でよく用いられるのが、特定の個人（死者を含む）を識別可能とする氏名や患者 ID 等の全部または一部を取り除き、代わりに当該個人とかかわりのない符号・番号を付す方法です。そして、そのなかに、主として2つの方法があります。1つは、研究に用いる試料や診療情報には個人情報をつけず符号・番号で管理するが、必要なときにその試料や診療情報が誰に由来するものかを特定できるよう、符号・番号と氏名等を記した資料（いわゆる対応表）を作成して管理する方法です。この方法の研究対象者にとってのメリットは、一旦同意して試料等を提供したあとでも同意の撤回を申し出ることで試料等の研究利用を中止できることです。研究者にとっては、同一の患者さんの試料や診療情報を経時的に追加し、解析できることがあります。反対にデメリットとしては、個人情報漏洩のリスクが残るという点が挙げられます。

　もう1つの方法は、氏名等と新たに付された符号または番号との対応表を残さない方法です。具体的には、血液を採取する場合に採血管に符号・番号を付し、対応表は作らないという場合が該当します。また、すでに保管されている試料に名前等の個人情報が入っているような場合には、その個人情報

の記載部分を除去したり黒塗りにしたりしてわからなくする方法や、対応表がすでに作られていた場合にはそれを破棄・消去する方法も考えられます。メリットとしては、個人情報の漏洩のリスクがきわめて小さいことがあり、デメリットとしては、研究対象者が同意を撤回しても保管されている試料が誰に由来するものかもはや特定できないために廃棄することができないことがあります。また、研究者にとっても、ある試料の提供患者のその後の病状を知りたいと考えても、追跡ができないという研究上のデメリットがあります。

　なお、全ゲノムデータ等はその情報自体が特定の個人を識別できる個人情報（個人識別符号）なので、対応表を作成・保管しなくても、全ゲノムデータを管理している研究者は個人情報を保有していることになる点に注意してください。

4.4　まとめ

　表4.1でみたように、さまざまな法律や指針が策定されています。研究者は、自分が行おうとする研究がどの法律や指針の適用を受けるか判断できる必要があります。そして、「人を対象とする生命科学・医学系研究に関する倫理指針」でみてきたとおり、研究を実施する上でのルールが定められており、研究者は遵守しなければなりません。

　では、指針に違反した場合、どうなるのでしょうか。刑罰は法的な手続きと根拠がなければ科すことができないものなので（憲法31条、罪刑法定主義）、法的根拠のない指針においては、罰則を設けることはできません。しかし、指針遵守は厚生労働省の科学研究費補助金や、文部科学省・日本学術振興会の科学研究費等の交付条件になっています。そのため、指針違反があった場合には、違反をした研究者や研究グループへの資金提供の打ち切り、未使用研究費等の返還、研究費全額の返還、競争的資金等の交付制限等の措置が取られることになります。また、管轄政府機関が指針違反のあった研究機関に対し、指針違反の原因究明や再発防止策を講じることなどを求め、違反をした研究者や研究グループとは直接関係のない研究についての補助金交

付の条件とすることもあります。すなわち指針違反は、その研究者のキャリアのほか、研究機関全体に大きな影響を及ぼす可能性があります。そして、さらには医学研究に対する社会の不信感の増大へとつながるおそれもあります。故意に指針違反をすることはもちろんのこと、指針を知らなかったではすまされないのです。そのためにも、倫理研修・教育の機会を利用して、指針の内容等をしっかりと理解しておきましょう。

（神里　彩子）

コラム4　病院臨床倫理委員会

　「診療」とは、医師が患者の病気や怪我を診察し治療することで、患者本人にとって最善の医学的処置を提供することが第一の目的です。つまり、病因や疼痛等を除去し症状等をコントロールし、患者にとってもっともよいと考えられる治療法やケアを提供することです。

　しかし、患者には治療を受けない権利や望まない治療を拒否する権利といった、医療を選択する権利があり、時として、医療者の患者に対する救命、生命保護、弱者保護の義務と対立する場合があります。たとえば宗教上の理由で患者が輸血を拒否する場合や、認知症や長期にわたる意識障害など本人の意思が確認できない患者への水分・栄養補給の中止や差し控えを家族が望む場合などが挙げられます。そこで、医療者、患者本人、家族等の代諾者が考える患者にとっての最善の医療が一致しない場合に、どのような行為が倫理的に許容されるのかなどを話しあい治療方針について助言を提供するため、病院臨床倫理委員会や倫理コンサルテーションという仕組みが存在します。

　病院臨床倫理委員会や倫理コンサルテーションは米国で誕生しました。特に病院臨床倫理委員会の設立の大きなきっかけとなったのが、1976年に遷延性意識障害（植物状態）に陥った娘の人工呼吸器の中止を両親が求め提訴したカレン・クインラン事件と、1982年に重度の障害をもって生まれた新生児の治療の是非が争われたベビー・ドゥ事件という2つの事件です。これらの事件は尊厳死や判断能力のない患者の治療の中止や差し控えについて大きな議論を巻き起こしました。そこで「医薬および生物医学ならびに行動学研究における倫理的諸問題に関する研究のための大統領委員会」は、1983年に生命維持治療の差し控えの決定に関する報告書を出し、倫理的問題への対応例として病院臨床倫理委員会について言及しました[1]。これを受けて医療施設認定合同機構（現 The Joint Commission）が倫理的問題への対応の1つとして病院臨床倫理委員会の設置を例示したことにより、現在のような委員会の設置が広まったと言われています。

---

1) 　President's Commission for the Study of Ethical Problems in Medicine and Biomedical and Behavioral Research, 1983, *Deciding to Forego Life-Sustaining Treatment*, US Government Printing Office, pp. 26-27.

　病院臨床倫理委員会の主な役割は、① 病院内の規定や指針の策定および改訂、② スタッフや倫理委員会委員等への倫理教育、③ 院内での倫理問題への相談や対応を行う倫理コンサルテーション等の提供、にあります。

　病院臨床倫理委員会では、医療者の他に医療倫理学者や弁護士や一般の人々といった非医療者など多職種の参加による多角的視点の確保が重要とされています。さまざまな立場を代表する委員によって検討を行い問題解決を模索するという考えの根底には、「道徳的論争は、多角的な視点からよい生の本質について考えるプロセスを通して解決することが最善である、という民主主義的自由主義の考え方」があると言われます[2]。また、病院によっては委員会を設置するのではなく、院内で倫理コンサルテーション・チームなどを編成して倫理コンサルテーションの提供を行うという場合も存在します。

　ただし病院臨床倫理委員会や倫理コンサルテーションにおいて提供される助言と研究倫理審査委員会による承認の重要な違いは、前者は後者のような審査機能をもたず、当事者間の対話の促進を支援することで問題の解決を支援したり、倫理的観点から助言を行うことまでが役割であり、治療方針等の最終的決定を行うのは患者等の当事者と治療を担当する医療者であるという点です。

　米国の倫理コンサルテーションに関する実態について、2007 年の調査報告では全米の 400 床以上の病院では 100％、それ以外を含めても 81％ の病院で倫理コンサルテーションの提供が行われているとされ[3]、また 2021 年の同様の調査報告においても米国の全総合病院のうち 86.3％ の病院で倫理コンサルテーションが提供されていると言われています[4]。日本では、2005 年の全国臨床研修指定病院を対象とした病院臨床倫理委員会に関する調査報告によると一般病院の 15％ に病院臨床倫理委員会が設置されているとされ[5]、また 2021 年の国立がん研究センター病院、がん診療拠点病院、地域がん診療病院を対象とした調査報告では約 95％ の病院で病院臨床倫理委員会の設置または倫理コンサルテーショ

2)　Moreno, J. D., 2013, "Ethics committees and ethics consultants," H. Kuhse, P. Singer eds., *A Companion to Bioethics,* John Wiley & Sons, p. 576.

3)　Fox, E., S. Myers, R. A. Pearlman, 2007, "Ethics consultation in United States hospitals: a national survey," *American Journal of Bioethics* 7(2): 13-25.

4)　Fox, E., M. Danis, A. J. Tarzian, C. C. Duke, 2021, "Ethics Consultation in U. S. Hospitals: A National Follow-Up Study," *American Journal of Bioethics* 22 (4): 5-18.

5)　長尾式子・瀧本禎之・赤林朗（2005）「日本における病院倫理コンサルテーションの現状に関する調査」『生命倫理』15(1): 101-106.

ンの提供が行われているとされています[6]。日本医療機能評価機構の病院機能評価にも倫理に関する項目が盛り込まれており、日本においてもその数は徐々に増加していると考えられます。

　しかし、病院臨床倫理委員会の開催や倫理コンサルテーションの提供に対しては、研究倫理審査委員会のような国による厳格な規制やガイドラインはありません。たとえば 2018 年に改訂された厚生労働省の「人生の最終段階における医療・ケアの決定プロセスに関するガイドライン」では、複数の専門家からなる話し合いの場の設置に言及がなされていますが、具体的なルールはなく、質の標準化、病院臨床倫理委員会の委員や倫理コンサルタントが備えるべき能力の基準や教育内容のあり方などさまざまな課題が残されています。

（楠瀬　まゆみ）

6)　一家綱邦（2022）「"臨床"倫理委員会の実態調査—質問紙調査と委員会規程の分析の結果報告」『生命倫理』32（1）: 49-59。

第2部

研究領域特有の倫理

ヒトゲノム解析研究の倫理

レクチャーの目標
□　ヒトゲノム解析研究に特有の倫理的課題が何かを知る。
□　ヒトゲノム解析研究を進める上で配慮すべき事項を学ぶ。

　個人個人の健康や病気についての違いを考えるとき、「体質」という言葉で片づけてしまうことがよくあります。背が高い人もいれば低い人もいるし、太っている人もやせている人もいます。さらに、治療との関係でみれば、ある薬を飲んで効く人と効かない人、多くの量を服用しないと効かない人と少量でも効く人もいます。ヒトゲノム解析研究は、こうした「体質」をゲノムから解明し、検査や診断、治療、さらには予防に生かそうとしています。

　ヒトゲノム解析研究で用いる試料・情報には、DNA、RNA、染色体、タンパク質から得られるデータのほか、家族歴から得られる家族成員の生存・死亡や病歴の情報（家系図）などがあります。病気の原因を探索したり、他の疾患との可能性を否定するために、患者や血縁者から試料・情報を集め、さらに詳しい健診情報、診療情報や死因の情報も確認しながら、解析を進めていく必要があります。

　ヒトゲノム解析研究と個人の遺伝情報は不可分です。研究を進めるときに遺伝情報が活用されたり、研究の結果として新たな遺伝情報が明らかになります。個人の遺伝情報には、次のようにさまざまな特徴があります。まず、あなたとまったく同じ構成の遺伝情報を備えている人は存在しておらず、あなた固有のものであること（固有性）が挙げられます。そして、エピゲノムによる後天的な変化についても研究が進んではいますが、基本的な構成は一生変わることがありません（不変性）。さらに、将来病気になるかどうかを予測する発症前検査や、薬剤の副作用を予測する薬理遺伝学的検査などに利用することができます（予測性）。

　しかしながら、遺伝情報は、あなただけのものではありません。血縁者と

部分的に共有している（共有性）ほか、子孫とも部分的に共有します（遺伝性）。また、不当な差別・不利益に利用される場合もあります（有害性）。そして、まったく偶然に、本人が想像していない血縁関係が判明することもあります（意外性）。

　ヒトゲノム解析研究を進める際には、遺伝情報にこれらの特性があることを十分にふまえ、研究に協力してくださる方とそのご家族（とくに血縁者）に不利益が及ぶことがないようにしなければなりません。

5.1　人のゲノムを解読するという緊張感

　まず、ヒトゲノム解析研究の出発点から振り返ってみましょう。1990年、米国の国立衛生研究所（NIH）とエネルギー省は共同で、人の全遺伝情報を解読する「ヒトゲノム計画（Human Genome Project）」を開始しました。この計画には、アポロ計画（米国航空宇宙局（NASA）による月への有人宇宙飛行計画、1961〜72年）に匹敵する30億ドルの予算が用意されました。また、日本や欧州等計6か国が参加し、日本は21番、22番等の染色体を担当して解析を進めました。民間企業と競争になったことから、目標が前倒しされ、2003年にすべての解読が完了しています。

　この計画が始まるにあたり、米国では、ヒトゲノムを解析する研究とその成果の応用に伴って生じると考えられる倫理的・法的・社会的課題（ethical, legal and social implications, ELSI）を予測し、前もってそれに備えることが必要だと考えられました。1990年1月、国立衛生研究所とエネルギー省が共同で設置したワーキンググループでは、ヒトゲノムのマッピングやシークエンスについて、① 人々や社会に与える影響を予測し、解決のための努力をすること、② 倫理的・法的・社会的帰結について検討すること、③ これらの課題に関する社会での議論を喚起することが大事だと結論づけ、全研究予算の3〜5% が、こうした課題に関する調査研究、研修、啓発イベントなどに使われることになりました。

　その後、正式に発足したELSIプログラムは、世界ではじめての大規模な生命倫理プロジェクトであり、さまざまな研究、教育・研修活動を促進した

ほか、遺伝性疾患の当事者がプログラムリーダーを務め、予算配分の決定に
かかわったことでも注目を集めました。リーダーは、常染色体顕性（優性）
遺伝の神経難病であるハンチントン病家系の臨床心理学者で、自身も 50％
の確率でその遺伝子を受け継いでいる可能性があるナンシー・ウェクスラー
氏でした。つまり、研究対象者として協力を得る存在であり、そして将来の
研究成果の受益者かもしれない患者・家族も研究者と一緒になって、研究に
よって生じる倫理的な問題を考えていこうという体制が敷かれたのです。

5.2　「知らないでいる権利」と「知る権利」

　遺伝性疾患のゲノム解析研究が進むなかで、1980 年代から「知らないで
いる権利（right not to know/right not to be told）」という原則を尊重しよう
という指摘がなされてきました。「知らないでいる権利」とは、自分がある
病気の発病リスクに関する遺伝子をもっているかどうかについて、調べるか
どうかは、同意能力のある本人が決めるのであって、第三者から要請・要求
されたり、本人の意思に反して結果を知らされたりしない権利のことです。
特に、発症前遺伝学的検査によって将来の発病を予測できても、予防法や治
療法がない病気では、知ることの意味が問われたためです。
　1990 年代には、さまざまな遺伝性疾患で原因遺伝子の同定が進んできま
した。そのため、ELSI プログラムでは、「知らないでいる権利」と同時に、
「知る権利」も尊重するために、望ましい発症前遺伝学的検査のあり方と、
それに必要な遺伝カウンセリングのあり方が検討されました。遺伝カウンセ
リングとは、「遺伝医学に関する知識及びカウンセリングの技法を用いて、
研究対象者等又は研究対象者の血縁者に対して、対話と情報提供を繰り返し
ながら、遺伝性疾患をめぐり生じ得る医学的又は心理的諸問題の解消又は緩
和を目指し、研究対象者等又は研究対象者の血縁者が今後の生活に向けて自
らの意思で選択し、行動できるよう支援し、又は援助すること」と定義され
ています（人を対象とする生命科学・医学系研究に関する倫理指針）。
　議論の結果、発症前遺伝学的検査をめぐるルールが国際的にまとまりまし
た。発症前遺伝学的検査を受けたい人は、事前の遺伝カウンセリングにおい

て、どういう理由で検査を受けたいと考えているのか、臨床遺伝の専門家とじっくり話し合います。そして、検査精度や、検査結果を受け取ったあとの心理的社会的影響（学業・仕事・結婚・出産などへの影響、血縁者への告知の問題、罪悪感など）を十分説明された上で、検査を受けるかどうかを意思決定することになりました。仮に発症前遺伝学的検査を受けて、検査結果が出たあとであっても、最終的に結果を知るかどうかについては、本人に決めてもらう方針になっています。つまり、あくまでも検査を受けて結果を知るかどうかを決めるのは本人であり、第三者が強く要望したり、第三者が勝手に調べたりしてはいけません。とくに、現時点では予防法や治療法が定かではない病気の場合、この方針は重要な考え方として、今日も尊重されています。

5.3　「ヒトゲノムは、人類の遺産である」

　ゲノム医学研究に携わる人に知ってほしいのが、1997 年に第 27 回ユネスコ（国際連合教育科学文化機関）総会で採択された、「ヒトゲノムと人権に関する世界宣言（Universal Declaration on the Human Genome and Human Rights）」です。この宣言は、ヒトゲノム解析研究とその成果の応用を対象として国際的に合意した倫理的枠組みであり、① 自律性、② 連帯、③ 平等、④ 生命の尊厳、⑤ 民主主義という価値を含んだ宣言として構成されています。

　第 1 条では、「ヒトゲノムは、人類社会のすべての構成員の根元的な単一性ならびにこれら構成員の固有の尊厳および多様性の認識の基礎となる。象徴的な意味において、ヒトゲノムは、人類の遺産である（common heritage of mankind）」と謳われています。さらに、「自然状態にあるヒトゲノムは、経済的利益を生じさせてはならない」（第 4 条）とあります。これらの項目をはじめとして宣言では、当時、国際的に大きな問題となっていたヒトゲノムや特定の遺伝子への特許取得に反対の立場がとられています。

　この宣言が影響を及ぼした代表例が、BRCA1 遺伝子（17q21）と BRCA2 遺伝子（13q12.3）の遺伝子配列特許です。BRCA1/2 遺伝子は、家族性乳

がんと卵巣がんの発症に強く関連している遺伝子ですが、これらの遺伝子と
それを同定する技術の特許は、1998 年以来、米国で Myriad Genetics 社が
保有し、それゆえこの検査の販売は同社が独占してきました。しかし、ユネ
スコの世界宣言を背景にしながら、特許の無効を求める裁判が米国で起こさ
れ、2013 年 6 月、最高裁判所において特許無効の判決が出されています。
この判決では、裁判官が全員一致で「自然の DNA 配列は自然の産物であり、
現在までに見つかっていなかったものを単離したというだけでは特許たりえ
ない」として、同社の BRCA1/2 遺伝子に関する特許は失効しました。

　また、第 2 条では、「何人も、その遺伝的特徴の如何を問わず、その尊厳
と人権を尊重される権利を有する」ことと、「その尊厳ゆえに、個人をその
遺伝的特徴に還元してはならず、また、その独自性および多様性を尊重しな
ければならない」ことを謳っています。遺伝情報に基づく差別の禁止につい
ては、様々な国で法律がつくられました。米国では医療保険加入と就労、ヨ
ーロッパでは生命保険加入と就労の場面で遺伝情報の収集や利用を禁じる法
制度ができています。しかし、具体的な方針は国によって異なります。例え
ば、イギリスなどでは、発症前遺伝学的検査を受けて将来重篤な病気になる
ことがわかった人が、その事実を生命保険会社に告知せず、高額の生命保険
商品を購入することを警戒する保険会社にも配慮し、一定金額以上の契約に
及んだ場合には、保険の加入希望者に対して発症前遺伝学的検査の結果開示
を求めるという結論に至っています。他方、フランスやカナダでは対象を保
険に限定せず、さまざまな場面で個人の遺伝情報の収集や利用を制限してい
ます。

5.4　日本におけるヒトゲノム解析研究のルール

　それでは、視点を国内に転じ、日本で研究を実施するために必要な事柄に
ついて述べていきたいと思います。国内では、1999 年から 2000 年にかけて、
本人の同意を得ずに、使用期限切れの献血用の血液や住民健診で集めた血液
を利用した遺伝子解析の実施が、さまざまな新聞によって報じられました。
インフォームド・コンセントの重要性があらためて問われるとともに、国内

で統一した基準がないことが浮き彫りになりました。

　しかし、ちょうど同じタイミングで、政府の科学技術会議生命倫理委員会では、今後、多数の試料提供者からの協力が必要になる一方、研究成果が個人の遺伝情報も明らかにしてしまうことに鑑み、生命倫理の観点から規範を策定する必要があると判断し、「ヒトゲノム研究に関する基本原則」（2000年）を発表しました。この原則では、ユネスコの宣言をふまえた上で、遺伝的特徴に基づく差別がなされないことをはじめ、インフォームド・コンセントや差別の防止、すでに提供された試料の利用などについての考え方をまとめています。

　この原則を、研究者や研究機関の長の責務など、詳しいルールの形にしたのが、文部科学省・厚生労働省・経済産業省「ヒトゲノム・遺伝子解析研究に関する倫理指針」（2001年、以下、ゲノム指針）です。ゲノム指針は、何度か改正された後、2021年に「人を対象とする生命科学・医学系研究に関する倫理指針」と統合されて廃止されました。それでは、次の項から、ヒトゲノム解析研究で考慮すべきポイントについて紹介していきます。

1)　インフォームド・コンセント

　すでにレクチャー3で学んだとおり、新たにヒトゲノム解析研究を実施する場合には、対象者からインフォームド・コンセントを得なければなりません。すなわち、対象者に研究の意義、目的、方法等の研究計画を説明し、疑問点に答え、意思表明しやすい環境を確保した上で、協力の意思を確認する必要があります。また、対象者が患者の場合には、病名を告知されていることが大前提となります。もし単一遺伝性疾患の研究をするのであれば、対象者は、あらかじめ研究に協力を求められる理由を知らされていなければならず、研究計画の説明を通じて、事前に対象者が予想していないような病名、あるいは発症リスクの告知が行われないように気をつけなければなりません（コラム5を参照）。

　また、対象者がヒトゲノム解析研究への参加について考えることを契機として、自身の病気の発病や将来のことについて悩みを抱えることがあります。そのため、特に遺伝性疾患に関する研究の場合には、対象者に遺伝カウンセ

リングを提供できるよう、臨床遺伝の専門家との連携を準備しておかなければなりません。

ヒトゲノム解析研究が開始された当初は、ある特徴をもった集団を対象にして、特定の遺伝子領域に限って探索するという研究スタイルが主流でした。そのため、研究目的は限定的であり、研究に使用した試料・情報は研究終了後にすべて廃棄することが原則となっていました。しかしながら、現在の研究計画は、ゲノム解析技術の革新に伴って、大規模な集団を対象に全エクソーム領域または全ゲノム領域を網羅的に探索するような研究スタイルに代わり、さらに将来にわたって試料・情報を世界中の研究者と共有しながら利活用しつづける方向に変化しています。

そのため、研究対象者には、現在想定されていないが、将来、共同研究が進み、国内外の研究機関に試料や情報を提供する可能性や、試料・情報が新たな研究に利用される場合の対応、さらに企業が医薬品などの開発目的で試料・情報の提供を受ける可能性など、可能性のある広範な目的についても説明する必要があります。当初の研究計画を始める段階では、将来の試料・情報の利活用の状況について具体的に決まっているわけではありません。そのため、自分の提供した試料・情報がどのような研究で利活用されているのか、対象者が知りたいときに研究の進捗状況について情報を得られるような体制を整える必要があります。

2) 既存試料を使用する場合

ヒトゲノム解析研究では、ほかの研究と同じように、検査や診断の目的で採取され、医療機関に保存されている試料を研究に利用することがあります。試料を採取されたときには、ヒトゲノム解析研究への利用について同意を得られておらず、そのまま研究に用いることはできない状況もみられます。もし試料提供者が定期的に通院中であるなど連絡のとりやすい状況であれば、主治医などを経由して研究計画について説明し、同意を得ることができるかもしれません。

しかしながら、試料採取時から時間が経ってしまい、ご本人に連絡をとって再同意を取得するのは困難という状況に直面することも多いようです。そ

のような場合、倫理審査委員会において、① 研究に利用する試料・情報から個人を特定できるような情報を取り除き、記号に置き換えているかどうか、② 対象者に危険や不利益を与える可能性はないかどうか、③ 可能な場合には、対象者に拒否の機会を保障しているかどうか、などを検討し、対象者から再同意を取得せずにヒトゲノム解析研究に使用する道を残しています。

3)　研究結果の説明について

　ヒトゲノム解析研究に限らず、研究者は、実施した研究の結果を研究対象者に報告するかどうか、報告する場合にはどのように報告するか、あらかじめ方針を考えなければなりません。その方針は、インフォームド・コンセントの際に、研究対象者に伝え、理解を得る必要があります。

　表 5.1 は、研究結果を研究対象者個人に伝えるかどうか、方針を決めるうえで、考慮すべきポイントです。研究対象者が未成年者の場合には、特に配慮して対応することが求められます。「精度や確実性」については、研究で実施するゲノム解析と、実際の診療で使われる遺伝学的検査の間には、大きく精度が違う場合があることに留意する必要があります。研究結果が示唆するものが本当に正しいかどうか、確認のための臨床検査を行う予算や時間を考慮しなければなりません。

　また、「研究対象者の健康等にとって重要な事実かどうか」を考える場合、特にゲノム解析の場合には、これから生じる健康への影響に対して「対処可能性のある（actionable）」内容かどうかが重視されます。具体的には、明らかになった研究結果が、予防法や治療法がある疾患や障害との関係を示唆しているかどうかという点を検討し、結果を伝えることによって健康への甚大

表 5.1　研究結果を研究対象者個人に伝える方針について考慮すべきポイント

①　研究対象者が未成年者か
②　研究対象者の健康状態等を評価するための情報としての精度や確実性があるか
③　研究対象者の健康等にとって重要な事実かどうか
④　研究対象者の知らないでいる権利を尊重できているか
⑤　研究結果の説明が研究業務の適正な実施に著しい支障を及ぼす可能性はないか
⑥　研究結果が疾患や障害に関連している場合、医師との連携が可能か。遺伝性疾患の場合には、遺伝カウンセリングを実施する者との連携が可能か

な影響を軽減できる可能性がある場合には、医療従事者と相談して対応しましょう。

4)　研究全体の結果の公表について

　研究対象者個人への結果の説明をしない方針となった場合でも、研究全体の結果は学会発表や論文などの形で公表されます。さらに、研究全体の結果を専門家以外に向けて説明する機会もあるでしょう。例えば、市民公開講座、患者・家族会のイベントでの講演のほか、プレスリリースやそれを元にした記事、患者・家族会の会報、自治体の広報資料などの文章もあります。

　研究全体の結果を広く伝えることは、社会への還元という観点から重要な活動です。しかし、公表する内容について、一定のゲノムの特性を共有する人々が、集団として偏見や差別を受けないような配慮が必要です。特に、地域住民のゲノムの特性を明らかにする可能性がある場合や、疾患や障害をもつ人々のゲノムの特性を明らかにする場合などでは、説明の仕方に十分注意しましょう。

5.5　ゲノム解析を伴う臨床試験の実施について

　ゲノム医学研究が基礎研究・応用研究の段階を経ると、いよいよ臨床試験として人に試す段階がやってきます。すでに薬理遺伝学の分野では、候補となる遺伝子を調べた上で、研究対象者である患者に結果を通知し、投薬内容を決定する患者群と、遺伝子を調べずに投薬する患者群を比較するという臨床試験が進められています。また、あるゲノム配列を持っていることが研究対象者の条件とされている医薬品の臨床試験も増えてきました。今後は、ますます研究と実験的な診断・治療が重なり合う研究領域に発展していくでしょう。

　臨床試験の場合、研究の現場は研究対象者をフォローアップする医療機関が中心となり、外部の機関に属する解析担当者は、ますます研究対象者から縁遠くなります。しかし、「自分は解析だけを担当するので、全体像はよく知らない」ということがないように、臨床試験のデザインにも関心をもつよ

うにしてください。

5.6 まとめ

　この章では、ヒトゲノム解析研究での留意点を説明してきました。さまざまな研究でゲノム解析が一般的になるなかで、研究の開始前から終了後に至るまで、研究対象者への配慮が欠かせません。ヒトゲノム解析を実施する研究者は、研究対象者が悩んだり、偏見や差別に晒されることがないように、他の専門家とも連携して研究を進めていきましょう。

　2012年6月に策定された「医療イノベーション5か年戦略」では、「個々人の遺伝素因や環境素因に合わせた技術が開発されれば、先端技術をより安全かつ有効に用いることができるとともに、医療の質の向上や無駄の削減につながるため、非常に重要」と認める一方で、「欧米では、ゲノム研究が飛躍的に進展し、健常者・患者の集団を観察するゲノムコホート研究やバイオバンクのインフラ整備が推進されるとともに、膨大なヒトの遺伝情報が適正に保護・活用されるよう、遺伝子差別禁止法などの法制度が整備されているが、我が国では、これらの取組はまだ十分とは言えない」とも指摘しています。

　最後に、医療に関わるゲノム解析研究を進める上で、頼りになる専門家の存在を紹介します。まず、日本で遺伝カウンセリングを担当する専門家として、2001年から「臨床遺伝専門医」が養成されているほか、非医師の場合には2005年から「認定遺伝カウンセラー」が養成されています。「認定遺伝カウンセラー」は、日本人類遺伝学会と日本遺伝カウンセリング学会が合同で認定している資格で、養成専門課程をもつ大学院に進学し、所定の単位を取得して修士号を得る必要があります。

　また、インフォームド・コンセントを担当する人については、対象者にわかりやすく説明する技術を学び、最新の研究成果についても学ぶような継続的な研修が必要になります。そのため、日本人類遺伝学会と日本疫学会では、所定の講習会に参加し、試験に合格した人をゲノムメディカルリサーチコーディネーター（GMRC）として認定し、継続的な研修の機会を提供していま

す。

　ヒトゲノム解析研究を進める上でぜひ連携してほしい人たちであるとともに、みなさんの進路の1つとしても検討してみてください。

（武藤　香織）

コラム5　患者を対象としたインフォームド・コンセントの実践

「医薬品の臨床試験の実施の基準に関する省令」（1997年、厚生省）によって、「治験協力者」という呼称のもと、治験を適正かつ円滑に遂行するための臨床研究専門職の役割が明記されました。これが今日の「臨床試験・治験コーディネーター」の出発点です。治験責任医師とともに、あるいは治験責任医師にはできないような、研究対象者のケアやサポートにあたっています。

患者は主治医や研究責任者によって受ける影響が大きく、遠慮してしまって、研究対象者としての権利を行使できないことがあります。そのため、主治医や研究責任者から独立した立場で研究対象者を支える職種の必要性が求められるようになりました。当時、ゲノム医学研究が遵守する必要のあった「ヒトゲノム・遺伝子解析研究に関する倫理指針」（2021年廃止）では、インフォームド・コンセントに関して、研究責任者の指示のもとで、試料の提供を受ける機関に所属する人が代行できると明記しています。こうして、ヒトゲノム解析研究においても、コーディネーターはさまざまな現場で活躍しはじめました。

その1つの例が、2003年に文部科学省からの委託で始まった「オーダーメイド医療の実現プログラム」です。このプロジェクトの最初の5年間では、「ひとりひとりの体質に合った医療」を目指し、47疾患をもつ20万人から協力を得ましたが、その背後には多数のコーディネーターの貢献がありました。このコラムでは、さまざまな業務のなかから、インフォームド・コンセントに焦点をあてて、コーディネーターが現場でどんな経験をしているのかをご紹介します。

説明するタイミング

患者を研究対象者とする場合は、多くの候補者が受診後に主治医からコーディネーターに紹介されます。患者のなかには、主治医との信頼関係や義理があるためにその場では断れずに研究説明を聞きにくる場合や、説明を聞くのは主治医の指示だと思い込んで案内される場合があります。そのため、コーディネーターは事前に、① 告知と声かけのタイミングが適切かどうか、② 説明を聞ける状態であるかどうか、③ 案内の理由を認識しているかどうか、などの確認をします。

当時、「ヒトゲノム・遺伝子解析研究に関する倫理指針」では、研究対象者と

なる患者が病名を理解していることを前提として、研究の説明に入るように求め
ていました。しかし、主治医が患者にがんを告知した当日に、患者の精神状態に
配慮することなく、研究対象の候補者としてコーディネーターに紹介し、説明を
させてしまったことがありました。この例では、コーディネーターは、患者の表
情を見て、事情を確認し、説明を中止しました。

ひとりひとりに合わせた柔軟な説明

　研究対象者にはいろいろな方がいます。「協力するのはいいんだよ。だけど、
説明を聞いたってわからないから」、「話はいいから血を採っていいよ」など、コ
ーディネーターによる詳しい説明を省くことを求め、すぐに試料提供のための採
血を促す人も多くいます。とくに、医学研究に対して好意的で積極的な意義を見
出している高齢者の方に多くみられるようです。しかし、コーディネーターは、
たとえ研究参加への意思が強い方であっても説明を最後まで聞いてもらい慎重に
決断できるように注意を払いながら進めなければなりません。

　また、研究対象者のなかには、「自分は聞いてもわからないから家族にも聞い
てほしい」、「1 人で聞いてもあまり理解できなかったら困る」といったように、
1 人で説明内容を理解し、意思決定をする責任を負うことに対して不安を感じる
人もいます。そのような場合には、コーディネーターは、本人が希望する家族も
呼んで一緒に説明を行い、その不安を取り除くようにしています。

　時間への配慮も重要です。研究対象者のなかには、早朝から検査・診療のため
に朝食抜きで病院にやってきて、2 時間以上の待ち時間を経て昼過ぎにようやく
診察が終了し、ご飯も食べないままその足で研究の説明を聞きにくる場合もあり
ます。そのため、コーディネーターは、説明を短時間で済ませたほうがよい人か
どうかを判断し、何分の時間をもらえるのかを確認した上で、効率的な説明を行
っています。これも患者への配慮の 1 つです。

　他方、主治医や病院に対する不満や家族への愚痴など、研究には関係のない話
題を含め、コーディネーターが研究対象者の話に耳を傾け、患者が研究に関する
説明を聞く心の準備ができるまで、長い時間をかけている場合もあります。

　つまり、コーディネーターには、対象者ひとりひとりの置かれた状況や理解に
応じた説明を工夫していくスキルが必要とされています。スキルが高ければ、研
究やそれを実施する医療機関への信頼獲得につながり、スキルが低ければ、信頼
の失墜につながる可能性があるのです。

コミュニケーションによる継続的な意思確認

　臨床試験・治験とは異なり、長期にわたる観察研究の場合、患者に対する侵襲が少ないこともあって、時間経過に伴い、研究対象者が同意をしたことを覚えていない場合や、記憶が曖昧になる場合がしばしば生じています。

　「オーダーメイド医療の実現プログラム」では、患者に 1 年に 1 回の採血を 5 年間依頼するという計画になっていましたが、「おれは同意した覚えはない。サインした覚えもない」と言われることもありました。同意書の筆跡を見せても、患者が納得しない場合には、最初から説明をしなおし、再度、協力の継続もしくは離脱の意思決定をしてもらうことになります。研究対象者に、継続的に参加しつづけてもらうためにも、コーディネーターは、「同意した」という過去の事実と、その意思が今も続いているかどうかを定期的に確認する作業を、厭わずに続ける必要があります。

　ここまで述べてきたように、インフォームド・コンセントは、単に説明して同意文書をもらえばよいという単純な作業ではありません。コーディネーターが深く洞察したり、機転を利かせたりしながら、研究対象者とコミュニケーションをはかることによって、はじめて研究対象者の立場を尊重した意思決定を促すことができます。そして、倫理面の配慮だけではなく、研究への不安や誤解から生じうるトラブルを未然に防ぐための対応も可能になります。人の試料・情報を用いて研究する研究者は、それを提供してくれた研究対象者だけでなく、間に立っているコーディネーターによっても、大きく支えられているのだということを理解してほしいと思います。

（洪　賢秀）

調査研究に伴う倫理的配慮

レクチャーの目標
- ☐ 疫学研究に関するガイドラインの進展を知る。
- ☐ 研究対象者に対して配慮すべきことを知る。

　一般の人々の健康状態や病気の発症、その後の経過を対象として、さまざまな調査研究を実施することがあります。その特徴は、① 人で調べなければわからないことを知りたい（動物で調べてもわからない）、② 一定の集団の傾向を知りたい、という場合に、何らかの調査の実施が企画されます。

　調査研究の手法には、大きく分けて2つあります。まず、研究対象者にしかわからない情報については、本人の協力を得て、直接、情報を得る必要があります。たとえば、食生活や睡眠時間などの生活習慣、心理状態、満足度、意見、価値観、態度などを知りたいときには、質問紙調査やインタビュー調査といった方法を用います。そのほかに、研究対象者は詳しく把握していないけれども、研究対象者の情報が記録されている場所から、研究のために必要な情報を転記する方法もあります。たとえば、健康診断や人間ドックの受診結果、診療記録、がん登録事業などの疾病登録情報、戸籍や住民票などの行政情報は、一定の手続きを経て、研究に利用することが可能です。

　もっとも手間のかかる調査研究の代表格としては、疫学のコホート研究があります。なぜ手間がかかるかというと、① 代表性があり、脱落を最小化して追跡可能な集団を設定する必要がある、② ある病気や現象が起きたかどうかを確実な基準で確認する必要がある、③ 多くの場合は、研究対象者が亡くなるまで追跡調査を実施する必要がある、という事情から、人の健康状態や病気を確実に把握するために、試料・情報を最大限活用し、さまざまな調査手法を駆使しなければならず、しかも適切なタイミングで実施しなければならないからです。日本で複数の地域で実施されているコホート研究の例としては、多目的コホート研究（JPHC Study）、JMS コホート研究、日

本動脈硬化縦断研究（JALS）、日本多施設共同コーホート研究（J-MICC Study）、子どもの健康と環境に関する全国調査（エコチル調査）、東北メディカル・メガバンク（ToMMo）などがあります。こうしたコーホート研究からこれまでさまざまなことがわかってきました。たとえば、有名なところでは、喫煙習慣があると肺がんの罹患リスクが高まること、緑茶を飲んでいる人が胃がんになりにくいこと、低体重で生まれた子どもが肥満になりやすいことなどです。

　研究対象者の追跡を行わない調査研究は、看護学、公衆衛生学、保健学などでは頻繁に実施されており、保健医療分野を対象とした心理学や行動科学、社会学、経済学、文化人類学などでも実施されています。また、臨床試験の一部として調査研究が実施されることがあります。たとえば、医薬品の臨床試験に参加した人に質問紙調査を実施して、本人にしかわからない身体感覚やQOL（Quality of Life、生活の質）の変化を確認したい場合などです。つまり、調査研究は、規模を問わなければ、気軽に、そして安価に実施できることもあって、専門分野を問わず、幅広く実施されているといえるでしょう。

　しかしながら、こうした調査研究については、独特な配慮事項があるのではないかということが議論されてきました。

6.1　疫学研究に関するガイドライン

　世界で最初の疫学研究に関するガイドラインは、1991年、世界保健機関（WHO）の下部組織である国際医科学評議会（CIOMS）によってまとめられた「疫学研究の倫理審査のための国際的指針」で、途上国におけるHIV/エイズの疫学研究で生じる課題を念頭に置き、横断研究、症例対照研究、コーホート研究という3つの研究デザインごとに、倫理審査のあり方を定めています。このガイドラインでは、集団を対象とした調査研究は、医薬品の臨床試験とは異なり個々の研究対象者の身体への侵襲性は低いことを認めつつも、個人の研究参加にかかわる権利が制限されうる可能性、地域社会の合意の必要性、研究協力と地域社会への保健サービス拡充などとのトレードオフ関係への懸念など、新たな倫理的な課題が指摘されました。そして、これらが疫

学研究の倫理審査のポイントになりうることを示唆しています。

　日本でも、1990 年代後半から、日本疫学会のメンバーを中心に、疫学研究のインフォームド・コンセントのあり方について検討する機会が増え、研究班も発足しました。主な議論となったのは、疫学研究のように、大規模な集団を対象にする研究、そして脱落が少なく可能なかぎり悉皆調査がデータの信頼性を高めるような研究デザインにおいて、個別のインフォームド・コンセント取得をどこまで厳密に求めるかという点でした。これらの議論では、① 原則として文書による研究参加の同意が必要ではあるが、必ずしもひとりひとりに対する口頭での説明でなくてもよく、説明会や郵送でもよいこと、② すでに得られた試料・情報を研究に利用する場合には、倫理審査の承認を得た上で、自治会の会報への掲載や資料の全戸配布、公共機関での掲示などによって情報公開し、拒否の機会を保障することによって研究利用を認めることなどの考えが示されました。

　他方、国際的には、個人情報保護の要求が高まっていく時期に差しかかっていました。とくに、1995 年に EU（ヨーロッパ連合）が、EU 加盟国以外への個人情報の移転について、当該国が「十分なレベルの保護措置」を講じている場合に限ると定めた指令（95/46/EU 指令）への日本での対応が検討されるなかで、疫学研究についても国のガイドラインとして制定する必要性が高まり、個人情報の取り扱いについても定めた項目が盛り込まれ、2002 年に「疫学研究に関する倫理指針」（文部科学省・厚生労働省）が告示・施行されるに至りました。

　しかし、研究のあり方が多様化し、2003 年に施行された「臨床研究に関する倫理指針」（厚生労働省）との適用関係が不明確になってきたことや、研究不正の予防や対応策も講じる必要が生じたことから、2015 年に「人を対象とする医学系研究に関する倫理指針」（文部科学省・厚生労働省）に統合され、さらに 2021 年にヒトゲノム解析研究も包含する「人を対象とする生命科学・医学系研究に関する倫理指針」となりました。

6.2　公衆衛生上の危険が迫っている状態での研究

　研究において、倫理審査委員会による審査が免除されることは例外的です
が、公衆衛生上の危険が迫っている場合、倫理審査を免除して着手すべき疫
学研究もあります。たとえば、感染症に関連した研究などで「感染症の予防
及び感染症の患者に対する医療に関する法律」でも指定されていない未知の
ウイルスや細菌の毒性や感染・伝播の特徴を迅速に判断し、感染症対策や治
療に役立てる場合などです。

　「人を対象とする生命科学・医学系研究に関する倫理指針」では、研究機
関の長は、公衆衛生上の危害の発生又は拡大を防止するため緊急に研究を実
施する必要があると判断する場合には、倫理審査委員会の意見を聴く前に許
可を決定することが認められています。ただし、研究機関の長は、研究開始
を許可したあと、遅滞なく倫理審査委員会の意見を聴くものとしており、倫
理審査委員会が研究の停止もしくは中止または研究計画書の変更をすべきで
ある旨の意見を述べたときは、当該意見を尊重し、研究責任者に対し、研究
を停止させ、もしくは中止させ、または研究計画書を変更させるなど適切な
対応をとらなければなりません。

　しかし、倫理審査委員会を経ずに研究機関の長に研究開始の許可を判断し
てもらうことは、研究機関の長に平時よりも大きな責任を負わせることを意
味します。そのため、研究機関の長にも研究を緊急に実施する必要性につい
て十分な情報提供がなされる必要があります。いかに研究者自身が「公衆衛
生上の危害の発生または拡大を防止するため緊急に研究を実施する必要があ
る！」と主張しても、その主張だけを根拠に研究を勝手に開始することは認
められていません。

　また、「人を対象とする生命科学・医学系研究に関する倫理指針」では、
研究対象者に緊急かつ明白な生命の危機が生じている状況における研究につ
いては、次の4つの条件を全て満たすときに限って、インフォームド・コン
セントを得ずに研究をすることが認められています。具体的には、① 研究
対象者に緊急かつ明白な生命の危機が生じており、② 介入を行う研究の場
合には、通常の診療では十分な効果が期待できず、研究の実施により研究対

象者の生命の危機が回避できる可能性が十分にあると認められており、③
研究の実施に伴って研究対象者に生じる負担およびリスクが必要最小限のも
のであり、④ 代諾者または代諾者となるべき者とただちに連絡をとること
ができない場合です。ただし、研究実施後に、インフォームド・コンセント
の手続きをとることが必要です。

6.3　疾病登録について

　インフォームド・コンセントを求めることによって、全体像を理解するこ
とが難しくなり、データの解釈の正確性が損なわれやすい事例として、疾病
登録が挙げられます。疾病登録の大きな目的は、研究対象集団における罹患
率や治療効果、予後経過、生存率などを把握することであり、その代表例は、
がん登録です。がん登録は、がんと診断された患者の情報を集約して分析す
ることによって、がんの罹患率や生存率の把握に役立てる事業で、通院する
患者の情報を病院で把握する「院内がん登録」と、対象居住地で発生したが
んを把握する「地域がん登録」に大別できます。日本全体のがんを把握する
ためには、「地域がん登録」の充実が必要になります。日本で最初のがん登
録は、1951 年に宮城県で始まり、原子力爆弾の被爆地である広島市、長崎
市のほか、愛知県、大阪府、神奈川県が続きました。国のがん対策の発展と
ともに、がん登録事業を実施する都道府県が増加してきました。

　ただ、医師の協力は任意で求めるしかなく、登録率は 7〜8 割程度と推測
されていました。また、たった数か所の地域データで、日本全体の状況を推
測するには無理があり、より多くの地域からの協力が必要でもありました。
さらに、がん登録での利用に関して同意が得られた者だけを対象にしてしま
うと、それは実態を反映した姿とはならず、バイアスだらけのデータとなっ
てしまいます。とはいえ、インフォームド・コンセントを省略し、がんをは
じめ、病気を診断された人の情報を研究のために無断で追跡することを許容
する法律もありませんでした。むしろ、個人情報保護法や倫理指針が求める
インフォームド・コンセントが重視されるなか、長年にわたり、地域がん登
録事業の位置づけは不明瞭なままでした。

　近年になって、ようやく地域がん登録は、国のがん対策の一環として明確に位置づけられるようになり、2013 年に「がん登録等の推進に関する法律」が成立し、2016 年から施行されることになりました。この法律によって、がん登録はすべての都道府県で実施されることになり、病院と指定された診療所にはがん登録への届出義務が課されるようになったほか、がんに罹患した者の姓名、性別、生年月日、届出を行った医療機関名、診断日、発見経緯、がん種および進行度、治療内容、居住地、生存確認情報等が国の「全国がん登録データベース」に登録されることになりました。

　他方、この法律では、患者は、自分のがん罹患に関する情報が収集・登録されることを拒否したり、登録内容について開示請求したりできないなどの制限がかけられています。それは、全国がん登録データベースにあるデータは、カルテの情報とは異なり、当該患者の治療に役立てるためではなく、調査研究に役立てる目的で運営されているからです。患者がもし自分の本当の診断名や治療内容が知りたい場合には、自分のカルテを開示してもらう手続きをする必要があります。

　また、一定の条件下で、国・地方公共団体や届出を行った病院・診療所のほか、がん医療の質向上等に資する調査研究を行う者に対して、匿名加工されたデータが調査研究のために提供されます。

　以上のように、この法律によって、がん患者の状況をより正確に把握することができるようにはなりましたが、研究対象者が研究目的を理解し、自分で意思決定をするという枠組みとは異なっています。がん登録はがん統計にも研究にも使われるという事実を多くの人々に知ってもらう必要がありますが、2016 年に内閣府が実施した「がん対策に関する世論調査」では、がん登録を「知らない」と回答した人の割合は 84.4% となっています。しかし、がん登録によって、がんに関する正確な統計が整備されると、さまざまなメリットが期待できるが、何に期待するか聞いたところ、「国が、正確なデータに基づき、がんの早期発見に向けた対策を行えるようになること」を挙げた者の割合が 56.7% と最も高い結果となっていました。

6.4　研究目的を告げると研究が成り立たない事例—— 心理学・行動科学の研究

　疾病登録とは異なる理由で、インフォームド・コンセントの実施が難しい研究として、一部の心理学・行動科学の研究が挙げられます。たとえば、真の目的を知ると、研究対象者の行動が変化して、自然な状態を知ることができなくなってしまい、研究目的としていた行動が観察できない場合などです。こうした場合には、研究対象者に研究目的をまったく伝えないか、一部の情報を伏せた形で、あるいは虚偽の説明（ディセプション）をした上で、研究に参加してもらわなければなりません。

　「人に対する生命科学・医学系研究に関する倫理指針」ではこうしたデザインの研究を想定していませんが、日本心理学会の倫理規程（2011 年改正）では、「研究計画上、事前に研究対象者に対して研究内容の全情報が開示できない場合には、原則として、その理由を倫理委員会等に説明し、承認を得る必要がある。事前に開示しないことが承認された場合には、事後に情報を開示し、また、開示しなかった理由などを十分に説明し、誤解が残らないようにする」（2.1.1.7）、「あらかじめ研究の真の目的を知らせることが、実験参加者の反応を変化させ、学術的価値を減じてしまう可能性がある場合、原則として、真の研究目的を知らせないこと、あるいは虚偽の説明を行うことが、やむをえないと倫理委員会等で承認を受けたものに限り、虚偽の説明による実験を実施することができる。また、虚偽の説明を用いた実験を実施した場合は、遅くとも研究終了時点で実験参加者に虚偽の説明があったことを伝え、真の目的を知らせなければならない」（2.1.2.5）と定めています。また、日本社会学会の「日本社会学会倫理綱領にもとづく研究指針」（2023年）では、フィールドワークのなかには、研究者としてのアイデンティティをいったん措いて対象の世界にとけこむことをもっとも重視するという手法があることを認めています。事前に同意を得ることが困難な手法をとらざるをえない場合には、調査結果の公表前に、調査対象者に対して調査を行っていたことを謝罪し、研究目的について丁寧に説明したうえで、公表に関する同意を得ることが原則としています。しかし、事後的に同意を得ることが困

難な場合には、調査対象者の匿名性を高める等の工夫を推奨しています。

　この考え方に従うと、研究を開始する前に、適切なインフォームド・コンセントを実施しないことが正当化できるほどの価値がその研究にあるかどうか、倫理審査委員会に評価してもらうことも検討すべきでしょう。また、対象者とのやりとりを終えたあとには、実際の目的などを伝えるわけですが、実際には何を目的としてどのようなことが行われたのか、その方法しか選べなかった理由を伝え、不誠実にみえる事前対応をとった場合は、謝罪をしなければなりません。その上で、研究対象者との質疑応答や意見交換を行い、対象者が研究参加を拒否したり、データ削除を受け入れたりする機会（デブリーフィング）をもつことが重要です。

6.5　調査研究における被害の特徴

　ここまで疫学研究や心理学実験を中心にみてきましたが、ここからは質的な研究についても考えていきます。ここでは質的研究の手法として、インタビューや観察、フィールドワークなどの手法を想定しています。

　質的な研究は直接身体に侵襲を加えることはありませんが、「人を対象とする生命科学・医学系研究に関する倫理指針」では、「侵襲」という用語の定義として「研究目的で行われる、穿刺、切開、薬物投与、放射線照射、心的外傷に触れる質問等によって、研究対象者の身体又は精神に傷害又は負担が生じること」と定めており、身体に傷害や負担を与えなくても、精神に傷害や負担を与えれば、それは「侵襲」があるものだと位置づけています。また、「軽微な侵襲」として、「侵襲のうち、研究対象者の身体及び精神に生じる傷害及び負担が小さいもの」と定義しており、「質問票による調査で、研究対象者に精神的苦痛等が生じる内容を含むことをあらかじめ明示し、研究対象者が匿名で回答又は回答を拒否することができる等、十分な配慮がなされている場合」は、研究対象者の精神に生じる傷害及び負担が小さいと考えられるため、「軽微な侵襲」にあたると定められています（同指針ガイダンス）。

　研究対象者にとっての「負担」とは、研究の実施に伴って確定的に研究対

象者に生じる好ましくない事象を指し、やはり精神的な苦痛、不快な状態等のように「侵襲」に関連するもののほか、研究対象者が費やす労力、時間等も含まれています。「リスク」、つまり研究の実施に伴って、実際に生じるか否かが不確定な危害の可能性についても同様に、精神的な危害のほか、研究に参加したために被るおそれがある経済的・社会的な危害も考慮されています。インタビューや観察、フィールドワークの目的によって、研究対象者にかかる「負担」や「リスク」は異なります。日本社会学会の「日本社会学会倫理綱領にもとづく研究指針」（2023 年）では、公表予定の内容が調査対象者に不利益をもたらす可能性がある場合など、必要に応じて骨子やデータ、原稿などをできる限り事前に示し、調査対象者の了解を得ることも心がけるように求めています。また、特定の集団や地域等を対象とした研究では、研究目的、調査内容、分析的記述が対象に有害な影響を及ぼす可能性があるため、特定の集団や地域に対する偏見・差別・スティグマを生み出したり助長したりしないか慎重に検討するよう推奨しています。

　以上の通り、仮に身体的な侵襲がなく、試料を用いない研究であっても、調査研究全般に研究対象者への負担やリスクについてはよく考慮しなければなりません。ここでは、さまざまな調査研究に共通して、研究対象者に被害を与えないための方策について考えます。

　まず、大前提として、人それぞれ、人生経験が異なるということをよく認識しておきましょう。米国の研究倫理に関する e-learning「CITI」では、社会・行動科学研究におけるリスクについて、「被害が予想しがたいのも特徴で、より主観的で個々に異なる傾向」があり、「たとえば、血液採取に際して個人が示す反応に比べると、小児期の性的虐待に関する質問に答える際の反応は予想しがたいものです。行動、態度、心情に関する質問によっては心の本質を傷つけることになります。これは、その研究に参加しなければ決して知りえなかった自分自身の一面を知ったことから生じる苦痛なのです」と指摘しています。したがって、仮に、研究対象者と研究者の間に、積み重ねられた信頼関係が構築されていたとしても、研究対象者が、どの質問に対して、どのような気持ちになるのかは、研究者の想像をはるかに超えたものだと考えた上で、研究を開始すべきです。

6.6　研究対象者を傷つけないために

　では、研究対象者をできるだけ傷つけないために、どのような対処ができるのでしょうか。研究対象者の回答拒否の機会を保障することは最も取り組みやすい方法です。「答えたくない質問には答えなくてよい」という趣旨を口頭や文章で伝えることで、研究対象者の回答拒否の機会を保障することができます。そして、原則として、答えたくない理由について問わず、回答しない権利を認める必要があります。もし理由を知りたい場合には、研究対象者に調査内容全般への感想を聞くなかで、応答があることを期待しましょう。

　また、機微に触れる情報を得る場合には配慮が必要です。個人情報保護法に定められている「要配慮個人情報」とは、「本人の人種、信条、社会的身分、病歴、犯罪の経歴、犯罪により害を被った事実その他本人に対する不当な差別、偏見その他の不利益が生じないようにその取扱いに特に配慮を要するものとして政令で定める記述等が含まれる個人情報」と定められています。

　こうした項目を尋ねる場合には、① 立ち入った質問をさせていただくことは研究者としても認識していること、② 立ち入った質問をさせていただく理由、③ 回答拒否は自由であること、等を研究対象者に伝えましょう。また、これらの項目以外にも、本人にとって非常に辛いと思われる経験を尋ねる場合があります。心理面の負担をかけている旨、研究者として認識していることを伝え、研究対象者の立場を尊重し、慮ることが大切です。

　思い出すのに時間がかかったり、準備に負担をかけたりするような事柄を尋ねる場合があります。たとえば、疫学研究で使用される生活習慣に関する調査票は膨大な分量であることが多く、細かな食生活などを思い出すのは一苦労です。調査への回答の準備のお願いは、できるだけ具体的に、あらかじめ余裕をもって伝えておくことや、回答にかかる時間を想定して休みながら回答できるような環境を整備することで、研究対象者の負担を軽減できます。

　コホート研究などでは、長期にわたって追跡をする際、法令に基づいて研究対象者の情報を入手し、研究に使用することがあります。研究対象者から直接情報を入手しない場合についても、研究参加の時点であらかじめ説明しておくことは必要です。診療録、疾病登録情報、行政情報を利用することに

よって、どれだけの質の高いデータになるのかについて、研究対象者をはじめ、一般の人々に実感してもらえるように、調査実施状況だけではなく、調査結果の情報公開に努めていくことが大切です。

　研究対象者から直接情報を入手しない場合、研究対象者本人に対して研究協力の負担をかけることはありませんが、自分の知らないところで自分もよく承知していない情報が研究者に利用されることを不愉快に感じる人もいるかもしれません。また、研究者が個人情報を十分保護した上で利用しているかどうかを不安に思う人もいます。したがって、積極的に研究の実施状況を説明する機会を持ち、疑問や懸念に応え、研究への信頼を得られるように努めましょう。

（武藤　香織）

コラム6　臨床試験・治験に関する患者の語り

　臨床試験・治験は、言うまでもなく、実施する製薬会社や医療機関だけで成り立つものではなく、多くの患者の協力があってはじめて実現可能になるものです。日本で行われている臨床試験・治験は法令・指針により公開データベースへの登録が義務づけられているのですが（レクチャー7、11を参照）、データベースの1つであるUMIN臨床試験登録システム（UMIN-CTR）だけ見ても、非常に多数の臨床試験・治験が実施中です。臨床試験・治験ごとに患者の参加が必要となるのですから、いかに多くの患者が臨床試験・治験に協力しているかがわかります。

　では、研究対象者となる患者はどのような思いや気持ちで臨床試験・治験にかかわっているのでしょうか。臨床試験・治験において患者の協力は不可欠でありながら、臨床試験に携わる医療者や研究者は、臨床試験・治験に協力した患者の感想を聞く機会はほとんどないそうです。医療者の教育や臨床試験・治験のあり方の改善には、臨床試験・治験に協力した患者の声を聞くことが有益なはずです。そこで、筆者らは、臨床試験・治験に関する患者の経験談をインタビューし[1]、どのような気持ちや考えで臨床試験・治験にかかわったのか調査することにしました。ここでは、患者の声、そして、そこから見えてきたことの一部をご紹介します。

　まず、研究対象者が臨床試験・治験をすでに確立した治療だと思い込んでしまう「治療との誤解」(therapeutic misconception) を回避することは、重要な倫理上の原則として定着しています[2]。そのため、患者は臨床試験・治験に参加する前に、「これはあなたにとっての治療ではなく、研究です」という説明を受け、自分が参加する臨床試験はどのような目的で行われるのか等について納得した上

---

1)　このインタビューは、認定NPO法人「健康と病いの語り　ディペックス・ジャパン」のサイト（http://www.dipex-j.org/）で「臨床試験・治験の語り」として公開されています。また、このインタビューのお手本となったのはイギリス・オックスフォードで実施されたものです。こちらには英国の臨床試験・治験参加者のインタビューが公開されています（http://www.healthtalk.org/、英語）。

2)　Appelbaum, P. S., H. R. Loren, W. L. Charles, 1982, "The therapeutic misconception: informed consent in psychiatric research," *International Journal of Law and Psychiatry* 5: 319–329.

で参加に同意し（レクチャー 3 を参照）、研究対象者になるというプロセスを経て
います。しかし、実際にインタビューをしてみると、「世の中の役に立ちたい」
「自分と同じ疾患をもつ人たちのために、新薬が開発されればうれしい」という
参加動機は聞かれたものの、「自分の疾患を治したい」という動機が一番多く挙
がっていました。また、臨床試験・治験に参加することによるリスクについては、
「副作用があることは知っていたけれど、自分の病気が治るかもしれないという
期待の方が多かった」「ほかに（治療の）選択肢がなかったので、リスクのこと
は考えられなかった」という声も聞かれ、リスク評価の難しさがうかがえました。
命にかかわる重篤な疾患の患者の場合には、より一層その傾向が強く、「生命の
危機が迫るたびに、その時点で実施されていた治験に参加し、命をつないでき
た」「ほかの治療がうまくいかず治験に賭けるしかなかった」など、リスクを考
慮できないほど追い詰められた状況で研究参加を決定する場合があることがわか
りました。

　さらに、「治療でないことはわかっているけれども、臨床試験・治験をあえて
自分の治療として受け入れる／受け入れざるをえない」という状況もあることが
見えてきました。この場合、自分の身体に生じるかもしれない危険性を軽視して
しまう可能性があることがうかがえます。これは、「理性的な賭け」（rational
wager）と呼ばれるもので[3]、「理性的な賭け」をしている患者に対しては、リ
スクについてより丁寧に説明することが提唱されています。

　さて、研究対象者には、自分が参加した臨床試験・治験の帰結を知る権利があ
ります。しかし、私たちのインタビューでは、「あなたが参加した臨床試験の結
果（次の段階の試験に移ったか、よい結果が出なかったため試験そのものが中止
になったか等）を知っていますか？ または知りたいですか？」という質問に対
して、ほとんどの方が「知らない」「知ろうという発想がまったくなかった」と
回答しています。とくに、「理性的な賭け」によって臨床試験・治験を「治療」
と位置づけた患者においては、自らの治療が成功することに関心はあっても、そ
の開発過程については、関心が及ばないのかもしれません。

　このように、臨床試験・治験に協力した患者の声を聞くことで、患者の臨床試
験・治験に対するとらえ方や思いを知ることができ、そこから、まだ臨床試験・
治験そのものの仕組みや意義が患者に十分には理解されていない状況もみえてき

---

3)　Locock, L., L. Smith, 2011, "Personal experiences of talking part in clinical trials: a
　　qualitative study," *Patient Education and Counseling* 84: 303-309.

ました。「自分が参加した臨床試験・治験の結果にまったく関心がなかった」という声が多かったことからも、まず臨床試験・治験に関心をもつ土壌づくりが必要だと考えられます。

　イギリスの研究倫理ガイドラインには、2005 年の段階で、「患者・家族や患者団体代表が、臨床試験のデザイン、実施、分析、報告の過程に、可能な限り参加できるようにすべきである」（2. 2. 6）と書かれており、臨床試験・治験における患者の主体的な参画を強く促しています[4]。上記の通り、日本ではまだその手前の段階にいると言えるでしょう。しかしながら、脊髄損傷の患者団体である「日本せきずい基金」は、再生医療研究推進のために自ら積極的に働きかけ、臨床試験の研究デザインやインフォームド・コンセント文書の作成に患者の立場から協力しており[5]、患者側が主体的に行動を起こすケースも出てきています。臨床試験・治験そのもののしくみや意義が患者に普及したならば、次に目指すべき臨床試験・治験のあり方は、当事者である患者が主体的に臨床試験・治験に参画していく土壌、そして体制づくりかもしれません。

（吉田　幸恵）

---

4)　Department of Health, 2005, *Research Governance Framework for Health and Social Care,* 2nd ed.
5)　坂井めぐみ（2014）「臨床試験計画への患者の関与─脊髄損傷者への再生医療に着目して」『Core Ethics』10: 97-108

臨床試験を倫理的に行うために

レクチャーの目標
- [ ] 人を対象とした臨床試験がなぜ必要なのかを理解する。
- [ ] 臨床試験を実施するにあたって検討しなければならない倫理的なポイントを把握する。
- [ ] 臨床試験を開始したあと、研究者は倫理的に何が求められているかを学ぶ。

　中国の神話には神農という神が登場します（『淮南子』脩務訓、図7.1）。そこに描かれている神農は「百草の滋味を嘗め、一日にして七十毒に遇」っていたということです。神農は人の代わりに薬になるか毒になるかを見定めてくれていたのです。しかし、残念ながら現代に神農はいませんので、人は自らそれを確かめざるをえません。そのために行われるのが臨床試験と呼ばれる医学研究です。ところで、この神農は試した植物の毒によって死んでしまったと言われています。神様でさえ薬の安全性と有効性を確かめる自己実験には耐えられなかった！　いわんや人においてをや！　あなたが実施したい

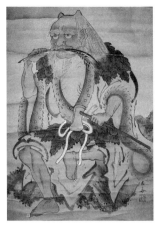

図7.1　玉舟画　明治以降？　三光丸クスリ資料館所蔵

と思っている「人」を対象とした臨床試験は本当に行う価値があるのでしょうか。どういう場合であれば実施することが許されるのか、本レクチャーではこれを考えてみましょう。

7.1　臨床試験はなぜ必要なのか

　よく新聞などで病気の原因遺伝子がわかったとか、がん細胞に特異的に発現するたんぱく質が発見されたとか、新薬の候補となる物質が発見されたといったことが報道されます。このような研究成果は、いわゆる基礎研究によるものです。このような基礎研究における発見を、実際の患者さんに臨床で使えるようにするためには、神農のように人にとっての安全性と有効性を確かめる必要があります。対象とする疾患に対していくら有効性のある物質であっても、重篤な副作用があるようでは安心して使うことができませんし、*in vitro* では有効であることが確かめられた物質も、その物質が身体のなかで目的の部位に到達しなければ効果は得られません。また、この試験は人にとっての安全性や有効性を確かめるために行うのですから、動物実験では必ずしも代替することはできませんし、人の死体や組織でも代替できません（レクチャー10を参照）。新しい治療法を確立するためには、どうしても生きている人を対象として試験を実施する必要があるのです。この試験に参加する人のことを被験者と呼んだり研究対象者と呼んだりします。研究対象者は生きている人であり、それは何らかの病気に苦しむ患者であったり、健康なボランティアだったりします。たとえば、健常人ボランティアを対象とした臨床試験への参加者を募集している「治験バイト」の存在を聞いたことがあるのではないでしょうか。

7.2　臨床試験のプロセスと倫理

　あなた、またはあなたの研究グループが何らかの医薬品となりうる候補物質を発見したとしましょう。あなたはできればそれを臨床応用にまで結びつけたいと思うのではないでしょうか。もしその候補物質によって病気に苦し

表 7.1　医薬品ができるまで（基礎研究から臨床使用に至るまで）

①	基礎研究	2〜3 年	対象疾患の調査 標的分子の探索（特許出願） リード化合物の探索と化合物の最適化（特許出願）
②	非臨床試験 （動物実験）	3〜5 年	薬効薬理試験 薬物動態試験（吸収・分布・代謝・排泄） 一般毒性試験 特殊毒性試験
③	臨床試験	3〜7 年	第 1 相試験：少数の健常人対象、体内動態・安全性の確認、はじめて人に投与する 第 2 相試験：少数の患者対象、用法用量の設定、有効性・安全性の検討 第 3 相試験：多数の患者対象、標準治療との比較、プラセボとの比較
④	申請・審査・承認	1〜2 年	医薬品医療機器総合機構による審査、厚生労働省による承認
⑤	市販後調査	半年〜10 年	使用成績調査など：市販後の日常診療で情報を集める

医薬基盤研究所「医薬品・バイオ研究の実用化に向けて」（Web サイト）などを参照

む患者さんが救われるならば、それにまさる喜びはないでしょう。問題は、その候補物質が生きている人にとって本当に安全で有効なのかをどのように証明するか、です。その証明のためには臨床試験を計画し実施する必要があります。

　では、計画を立てるときにはどのようなことに注意する必要があるでしょうか。1 つ目には、試験デザインをどのように組むか、2 つ目には、試験をどのように具体的に実施するか、3 つ目には、試験結果をどのように発表するか。以下では、このような臨床試験のプロセスに沿って、倫理的に検討すべきポイントについて説明します（表 7.1）。

1)　試験デザインをどのように組むか

① 　試験を実施する前に検討すべきこと——動物実験・先行研究・疫学研究
　　人を対象として試験を実施する必要があるのか。臨床試験を計画するにあたってはまずこのことを考えなければなりません。もしかすると、まだ人を対象として実施するほどのデータが集まっていないかもしれません。たとえば、動物実験で毒性などに関する十分なデータは得られているでしょうか。

あるいは、先行研究はないでしょうか。研究者としての創造性を妨げるから先行研究を調べるべきではない、という指導を受ける人もいるかもしれませんが、先行して実施されている臨床試験が存在するにもかかわらず、あなたがその先行研究と同じリサーチクエスチョンに基づき試験を行う意義はどこにあるのか、これは真剣に考える必要があります。あなたの科学的な探究心だけで、研究対象者にリスクを負わせるわけにはいきません。仮に、適当な先行研究がなかったとして、それならば臨床試験を実施することが許されるかというと、そういうわけにはいきません。あなたは疫学的な検討を十分に行ったでしょうか。もし疫学的な研究だけであなたのリサーチクエスチョンに十分に答えることができるのであれば、わざわざ人を対象として研究を行う必要はありません。たとえば、たばこの害を調べるために、たばこを吸ったことがない人にたばこを吸わせる試験を実施することには倫理的な問題があります。たばこを吸う群と吸わない群に分けて、それぞれの群のデータを前向きに集める、という方法をとると、たばこを吸わせる群に日常生活でのリスクに上乗せしたリスクを負わせることになります。このような研究を介入研究と言いますが、介入研究をしなくても、これまでたばこを吸ってきた人と、これまでたばこを吸ってこなかった人の既存のカルテ等を調べることで、それぞれの群でどの程度のリスクの差があるのか十分にわかるでしょう。このような疫学的な研究で済むのであれば、これまでたばこを吸っていなかった人に新たにたばこを吸わせる、といったリスクを研究対象者に負わせる必要はないわけです。科学的な証明のためには必要でないリスクや害を研究対象者にもたらすような研究は倫理的に問題です。このように、研究対象者に負わせるリスクをできるだけ少なくするように研究計画を立てる必要があります。あなたのリサーチクエスチョンに答えることのできる複数の試験デザインのうちで、もっともリスクが少なくなるように計画を立てましょう。

②　ランダム化

　このような試験デザインの1つにランダム化という方法があります。介入によって知りたいこと（たとえば新薬候補は既存薬に比べて有効である）を評価するためには、介入群と対照群とが介入以外の点ではできるだけ等しい

状態の集団である必要があります。そのためには、研究対象である介入以外の要因（これを交絡因子と呼びます）が結果に影響することを排除しなければなりません。結果に影響を与える要因には、既知のものだけでなく未知の因子もありますので、ランダムに介入群と対照群に割りつけることによって、こういったさまざまな交絡因子をコントロールするのです。この方法は、たとえば現在すでに使われている薬に対して新薬候補が優れているのかどうかを検証しようとする際に使われるデザインです。しかし、既存薬の方が新薬候補よりも有効で安全だと一般的に考えられている場合にランダム化してしまうと、新薬に割りつけられる群が負担するリスクの方が大きくなってしまうので、このような場合にランダム化することは正当化できません。したがって、ランダム化することが正当化されるのは「臨床的均衡（clinical equipoise）」の状態が成立しているときだと考えられています。すなわち、Ａという薬とＢという薬でどちらを使った方がよいのかについて研究者の間にコンセンサスが成立していないとき（臨床的均衡が成立しているとき）には、介入群と対照群とでそれぞれ引き受けるリスクに差はないのでランダム化が倫理的に許されるのです。もし、臨床的均衡が成立していない場合に、研究対象者を２群以上に分けて介入することは、その研究の倫理性に疑問が生じることになりますので、本当に実施する価値のある研究なのかを慎重に判断する必要があります。臨床試験を行うときには妥当な帰無仮説に基づき試験のデザインを行い、その帰無仮説が試験によって反証されることによってはじめて、新しい治療法が既存の治療法よりも優れているかどうか（優越性試験のデザインを組む必要がある）、あるいは劣っていない（非劣性試験のデザインを組む必要がある）ということが言えるのです。この帰無仮説自体が科学的に意味のある形で立てられなければなりません。越えやすいハードルを設けるような仮説に基づき試験を行うことは、科学的に意味のある試験ではないので倫理的に問題でしょう。

③　盲検化

　ランダム化と組み合わせて用いられることが多い臨床試験の方法として盲検化があります。盲検化には二重盲検と単盲検とがあります。二重盲検試験

では評価者と対象者の両者がその対象者が介入群なのか対照群なのかわからない状態で試験が行われ、単盲検試験では対象者本人にはどちらの群なのか知らせずに試験が行われます。なぜ盲検化が行われるかというと、評価者は自分が有効であってほしいと思っている群の方を効果ありと意識的あるいは無意識に評価・報告してしまうというバイアスが生じることが知られており、これを防ぐためです。また対象者については自分がどちらの群に割りつけられたかを知ってしまうとプラセボ効果などのバイアスが生じてしまうからです。ただし、盲検化してしまうと、それをしない場合には避けることのできるリスクを研究対象者に負わせてしまう場合があります。だから、盲検化によって得られるベネフィットとリスクを比較衡量し、倫理的に許容できるかどうかを検討する必要があります。もし倫理的に許容できない場合には、単盲検化あるいは非盲検の試験を計画しましょう。

④　プラセボ

　さて、ここでプラセボという言葉が出てきました。プラセボは偽薬と訳されることがありますが、プラセボ効果とは、偽薬を飲んだにもかかわらず有効性があるとされる薬を飲んだのと同様の効果が現れることです。すでに使われている薬の有効性が証明されている場合には、新しい医薬品候補は、その既存薬と比較して有効性や安全性を検証する必要がありますが、既存の薬がない場合や、既存の薬が本当に有効なのか不確かな場合には、プラセボを投与する群と新しい医薬品候補を投与する群で比較することによって、その医薬品候補の真の有効性と安全性を検証する必要があるので、このような偽の薬が研究対象者に投与されるのです。手術の有効性を検証するために、プラセボ手術が行われることもあります。プラセボの使用についても倫理的に許容できるかどうかを考えなければなりません。なぜなら、もし何らかの疾患の患者さんが臨床試験に参加するときにプラセボ群に割りつけられるとしたら、その患者さんが通常の診療であれば受けることのできた治療を受けることができなくなるからです。既存薬との比較試験ではこのような問題は起きないのですが、プラセボ対照試験だとこのようなリスクがあるのです。したがって、あなたのリサーチクエスチョンが本当にプラセボ対照の試験でな

ければ証明できないのかどうかをよく検討しなければならないのです。

　ここまでみてきたように、臨床試験ではランダム化やプラセボ対照といった方法を用いなければ科学的に妥当な結果を出せない場合があります。通常の診療であれば、どのような治療が患者さんに行われているかを治療者が知らないなんてことはありえませんし、通常の治療を止めてプラセボを投与するということも基本的にはありません（臨床におけるプラセボ使用についても倫理問題が発生しますが、実際には行われています。みなさんよく噂で聞きますよね、風邪薬だといって処方された薬が実はビタミン剤だった、なんて話。医師が患者をだますのですから、本当にプラセボ処方が必要かどうか検討する必要があるでしょう）。ここが非常に重要なことなのですが、医学研究においては診療では許されないことが倫理的に許される場合がある、ということです。診療においては、患者への医学的侵襲は、その介入が患者の生命・健康を維持・回復するという医学の目的に適（かな）っているという「医学的適応性」と、医学的に認められている正当な方法で行われているという「医術的正当性」の２つの条件を満たしてはじめて医学的正当性が認められます。これに対して医学研究は、新たな医薬品の候補物質や新しい手技の医学的正当性を確立するために行われます。まだ医学的正当性がないにもかかわらず介入が許されるとすれば、なぜ許されるのかを説明する理由が必要です。法的に説明するならば、治験については医薬品医療機器等法（薬機法）に基づき実施が許可されていますし、自主臨床試験については医師の裁量権の行使として許されていると言えます。そして、このような法的な説明を背後から支えている究極的な正当化根拠は、「医学の進歩は研究に基づいており、最終的には人を対象とする研究が必要である」（ヘルシンキ宣言）、という事実です。つまり、医学の進歩によって病苦から解放されたいという人々の願いが、人を対象とする医学研究の実施を正当化しているのです。ただし、この願いは常に最優先で叶えられるべきだとは言えません。研究対象者にもたらされる可能性のある危害やリスクといった、研究を実施すべきではない理由と比較衡量する必要があります。

　だから研究対象者が仮に臨床試験に参加することに同意したとしても、そ

れだけで、その試験を行うことが倫理的に許される、ということにはならないのです。研究対象者が同意していることに加えて、その試験計画が本当に科学的に妥当なのか、倫理的に許容できるのかを、その研究を計画した研究者だけでなく第三者も検討する必要があるのです。この第三者による検討が倫理審査と呼ばれるプロセスです。臨床試験においてもインフォームド・コンセントのプロセスが診療の場合と同様に重要なのは当然ですが、診療におけるインフォームド・コンセントとは異なる性質をもっているということについては、レクチャー3をよく読んでください。

2) 試験をどのように具体的に実施するか

① 研究計画書の審査

　臨床試験の計画書ができあがったとしましょう。しかしこれはあくまでも案にすぎません。この計画書を倫理委員会に提出して審査を受けなければなりません。誤解してもらっては困るのですが、計画書は倫理委員会の審査のために書くのではありません。臨床試験という研究は多くの人がかかわる研究ですし、実施される施設もあなたが所属する施設に限らず国内・国外の多くの施設で行われることもあります。そのときに、研究計画書が曖昧だと、研究にかかわる多くの人がそれぞれ勝手にデータを集めてきてしまうかもしれません。これでは科学的に妥当な結果を得ることはできません。だから、研究計画書は試験にかかわるさまざまな人が見ても曖昧なところがないように、できるだけわかりやすく書かれていなければなりません。また、少なくとも研究に参加するどの施設であっても実施可能な内容でなければなりません。研究計画書はあらかじめ決められた方法で研究を実施するための非常に重要な書類なのです。研究者は、この計画書や、研究対象者を募集するときの説明文書や同意書を倫理委員会に提出して審査を受けなければなりません。倫理委員会では、この試験を実施する価値があるのか、そして実施する場合に、この研究計画書や同意説明文書で十分に実施可能なのか、といったことを第三者の目から審査します。倫理審査委員会が行われるのは、多くの施設で月に1回程度なので、すぐに研究にとりかかれず「倫理審査のせいで研究

が遅れて、先に別の研究者が論文発表してしまった」なんてことが起こるかもしれませんが、研究を邪魔しようとして倫理審査をしているのではなく、研究が円滑に進むように第三者の目から見て検討しているのです。もちろん、実施する価値のない研究やひどい研究計画書については却下の判断を下すこともありますが、そのときには、どこが問題だとされたのか再検討し、再びチャレンジするか、あるいはリサーチクエスチョンに立ち返って見直してみましょう。

② 研究計画からの逸脱

　研究計画書から逸脱することは決して起こってはならないのでしょうか。研究計画書どおりに進めなければ科学的に意味のあるデータが得られないので、できるだけ逸脱は避けるべきだ、と思われるかもしれません。しかし、まだ有効性も安全性もわからないので試験をしているのですから、どのような副作用が起こるのかだれも知らない状態で試験が行われているのです。場合によっては研究計画書では併用が禁止されている薬剤を使わなければ治療できないような副作用が起きるかもしれません。そのような場合には、逸脱する方が倫理的に正しいのです。その研究対象者を研究プロセスから外して、通常の治療を受けてもらう必要があるかもしれません。そもそも臨床試験には有害事象がつきものです。有害事象が起きたからといって、その人への試験の実施をただちに中止すべきとまでは言えませんが、研究プロセスにとどまることと研究の中止とのリスクとベネフィットを比較検討する必要があるでしょう。

　有害事象とは投与されている新しい物質との因果関係がはっきりしないものを含め、研究対象者に生じるあらゆる好ましくない出来事のことを指しますが、このような情報はすべて 1 か所に集められ、定期的に試験全体の安全性を評価する事が必要です。これを行うために、研究グループとは独立に効果安全性評価委員会（DSMB）が設置されるべきだとされています（たとえば GCP 省令第 19 条）。このような組織によって研究全体の安全性を確保する必要があります。研究を実施しつづけることが非常に危険だと DSMB が判断するならば、試験は中止すべきです。他方で、比較している 2 つの群の

うち、中間解析によって一方の群の有効性が明白に認められる場合には、試験を最後まで行わず、途中で打ち切るということも、有効性が認められない群に割りつけられている研究対象者に不要なリスクを負わせないために必要です。

7.3 倫理的に許容できるとはどういうことか——リスクとベネフィットを考える

　ここまで臨床試験の実施に関して、「倫理的に問題である」とか「倫理的に許容できる」といった記述をしてきました。みなさんのなかには、「倫理に許されるとか許されないとかいうけれど、倫理ってなんなの？ 単なる好みや感情の問題じゃないの？」と思う人もいるかもしれません。臨床試験においては、実施される臨床試験のリスクとベネフィットを具体的に検討することによって、試験全体の倫理性を評価します。

　臨床研究を倫理的に実施するために最低限必要なことは、研究によって引き起こされるリスクを最小化することです。研究は診療行為とは異なり、目の前の患者の利益を主たる目的とするのではなく、「一般化可能な健康に関する知識を獲得する、または、それへと貢献するようデザインされた活動」[1] であり、仮にその活動が副次的に目の前の患者に利益をもたらすとしても、それは治療ではなく研究です。研究者が直近で目指していることは「質の高い研究」を実施することであり、その結果として、一般化可能な知識が得られることによって、将来の患者がその利益を受けることになるのです。したがって、研究対象者となる患者は、将来の患者の利益のための手段ということになります。臨床試験においては、研究対象者が必ずしも受益者となるわけではない、という負担と利益の非対称性という構造があるので、現在の患者＝研究対象者にもたらされるリスクをできるだけ少なくするべきだと考えられているのです。もちろん、科学的に意味のある研究を実施しなければなりませんから、そのかぎりでリスクを最小化するということが求め

---

1) Council for International Organizations of Medical Sciences, 2017, *International Ethical Guidelines for Biomedical Research Involving Human Subjects*, p. xii.

られます。

　リスクの最小化とよく似た概念として、最小限のリスク（minimal risk）という概念もありますが、これはリスクの最小化とはまったく異なる概念です。最小限のリスクとは、「研究によって予想される危害または不快の可能性および規模が日常生活や日常的な身体的・心理的検査の実施の際に通常こうむるそれらより大きくない」（米国連邦規則集 45 CFR 46.102(j)）ことを指しています。つまり、リスクを最小化する努力をしても最小限のリスクを超えてしまうのであれば、その試験は実施すべきではないということです。たとえば、子どもを対象とした臨床試験では、最小限のリスクを超えるリスクを課すべきではないと議論されています。子どもを対象とした臨床試験では、その医薬品候補が有効だということが明らかになったころには、参加していた子どもは大人になっているかもしれません。そうするとその子は研究に参加したことから直接の利益を受けることはできず、将来の子どもたちが利益を受けることになります。したがって、子どもを対象とした臨床試験では参加する子どもに直接のベネフィットがないのにリスクだけを課すことになるので、「最小限のリスク」を超えるリスクを課すべきではない、というわけです。

　いずれにせよ、臨床研究において倫理的であるとは、研究のために手段とされる研究対象者はほかの人や社会のために犠牲を払うことになるのだから、研究対象者ができるかぎり搾取されることのないようにリスクを最小化し、そしてその犠牲に応えるためにも科学的に意味のある試験を行うことで将来の患者にベネフィットをもたらすようにすることだと言えるでしょう。人を対象とする臨床試験を実施しようとする際には、このように、試験によって引き起こされるリスクと研究から得られるベネフィットを比較衡量しつつ、できるだけリスクを最小化して科学的に意味のある試験を計画し実施しなければならないのです。

7.4 臨床試験が終わったあとの倫理 —— 試験結果をどのように発表するか

　みなさんの計画した臨床試験が無事に終了したとしましょう。次に行わなければならないのは、試験で得られたデータの解析と試験結果の公表です。もう研究対象者に新たなリスクを課すことはない、と言えるでしょうか。実は、この段階でも情報についてのリスクがあります。研究で得られたデータは個人情報と結びついて用いられた場合に研究対象者に不利益をもたらす可能性があります。たとえば遺伝子解析を行う研究で、ある研究対象者が遺伝性疾患を発症する可能性が高いということがわかった場合、そのデータが漏れてしまうとその研究対象者が結婚・就職・保険加入などで不利な扱いを受けることになるかもしれません。したがって、個人情報が漏れることのないよう十分に気をつけなければなりません。それでも漏れることを完全に防ぐことはできないかもしれません。そういう場合に備えて、仮名化した上で解析データを扱うといったことも必要になるでしょう。

　また、捏造・改ざん・盗用といった研究不正を行うことも、もちろん許されません。なぜなら、たとえばデータを改ざんすることによって、本当であれば有効性がないとされていた医薬品候補が有効性あり、という試験結果になってしまうかもしれません。これについてはレクチャー12をよく読んでください。

　加えて、試験を実施することで新薬候補に思っていたような有効性が認められなかったとか、安全性に問題があったということが明らかになった場合にそれを公表しない、ということにも倫理的な問題があります。これは出版バイアスという問題を引き起こします。有効性や安全性が確認された、というポジティブな試験結果ばかりが公表され、そうでなかったネガティブな試験については公表されないということがまかり通ったらどうなってしまうでしょうか。世のなかには有効性も安全性も確認された、という情報ばかりがあふれ、どのような危険があるのかがわからないまま臨床で使用されることになってしまうでしょう。したがって、臨床試験を実施する前に、こんな試験をこれから行いますということを公的なデータベースに登録し、その上で

試験を開始することが求められています（たとえば、人を対象とする生命科学・医学系研究に関する倫理指針第 3 章 4)。このような対応をすることによって、「まだ結果が発表されていない」ということが誰の目にも明らかになりますし、同様の研究が無駄に繰り返し行われることも避けることができます。研究に参加していただいた方の負担に報いるためにも、研究結果は適切に世のなかに公表する必要があるのです（レクチャー 11 参照)。

7.5　まとめ

　臨床試験を適切に実施するために倫理の観点から検討すべきことについて簡単に論じてきました。臨床試験で独特の言葉や方法が多く使われるだけでなく、ある程度は生物統計学の知識もなければ、その全体像をつかむことが難しいやっかいなところがあります。しかし、基本はリスクの最小化であるということは伝えることができたのではないでしょうか。

　近年では、研究計画の立案段階から研究者と患者・市民とが協働的なパートナーシップを構築することで、より意義のある研究をすることができるのではないかという考えから、「医学研究・臨床研究における患者・市民参画」（PPI: Patient and Public Involvement）という取り組みが行われています[2]。参加してくださる研究対象者がいなければ臨床試験は実施不可能であるということは、決定的に重要です。もし潜在的な研究対象者＝市民の信頼を失ってしまえば、臨床試験は実施できません。PPI は、患者・市民から信頼を得るための方法の一つだといえるでしょう。研究のさまざまな場面で PPI は可能ですから、まずは可能な範囲で検討してみてはどうでしょうか。

（丸　祐一)

---

2)　日本医療研究開発機構（2019)「患者・市民参画（PPI) ガイドブック―患者と研究者の協働を目指す第一歩として」

コラム7　体内植え込み型医療機器の臨床試験をめぐる倫理的課題

　臨床試験に関する倫理的配慮は主に医薬品を想定して構築されてきましたが、医療機器でも臨床試験が必要になることがあります。医療機器のなかには、体内に植え込むものや生命維持に大きく寄与するものがあるため、その特性をふまえた配慮が求められます。

　こうした医療機器の一例として、体内植え込み型医療機器である補助人工心臓（VAD: ventricular assist device）が挙げられます。VAD とは、心臓のポンプ機能を補助する医療機器で、心不全などで心機能が低下している患者さんに装着するものです。健康な心臓では、肺から戻ってきた血液が左心室から全身に送り出されますが、心不全の患者さんでは血液を送り出す力が弱く、全身に血液が行きわたりにくい場合があります。そこで、VAD が血液を送る機能を補助するのです（図）。

　2008 年、VAD の治験をめぐって議論が起こりました。この治験では、植え込み手術から 2 週間後に研究対象者が一時心肺停止状態に陥り、その後、意識が回復しないまま継続試験に移行しました。継続試験中に説明文書改訂に伴う再同意の手続きが行われ、代諾者（母親）が署名をしましたが、欄外には、手術する

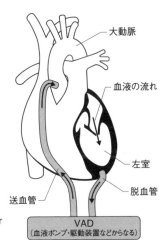

図　補助人工心臓（VAD: ventricular assist device）のしくみ

前に説明された内容と大きく異なっており納得できないという内容とともに、「生命維持する為には、治験に参加するほかないでしょ？」と記されていました[1]。この同意書への付記の背景には、同意しなければ機器が取り出されて死に至るのではないかという家族の懸念があったようにもみえます。

　この例からもわかるように、VAD のように生命維持に重要な役割を果たす医療機器の臨床試験においては、研究対象者が試験に対して治療的な利益を強く期待します。一方で、研究対象者にかかわる医師などの医療者（研究者）もその試験がうまくいき、研究対象者が救われることを願います。すなわち、研究である臨床試験と治療を誤解しやすい状況が生まれてしまうのです。また、研究対象者が同意を撤回しても、「同意撤回＝VAD の取り外し」には必ずしもなりません。VAD によって心臓の機能を保っている場合に、VAD を安易に取り外してしまうと、心臓の機能低下につながります。さらに、VAD を取り外す手術そのものが研究対象者にとって非常に大きな負担にもなります。そこで、同意撤回の場合には、機器を取り出すのかどうか、機器を植え込んだままだとすると撤回後の維持・管理費用は誰が負担するのかなどといった、VAD 特有の課題を考えていかなければなりません。こうした課題を抱えつつも、新しい医療機器を待ち望む患者さんのために、日々研究が続けられています。

（中田　はる佳）

---

1)　国立循環器病センター　植込み型補助人工心臓治験症例に関する事例調査委員会（2009）「植込み型補助人工心臓治験症例に関する事例調査委員会報告書」

幹細胞研究の倫理

　幹細胞研究や再生医療という言葉から、どのようなことをイメージされるでしょうか。ニュースなどで伝えられているような幹細胞を用いた治療法の開発を思い浮かべるかもしれませんし、1996 年にクローン技術によって生まれたクローン羊のドリーのような生き物のイメージが頭に浮かんだかもしれません。クローンといえば映画でもたびたび用いられるテーマですが、1978 年に「ルパン三世　ルパン VS 複製人間」（監督：吉川惣司）というアニメーション映画でも取り上げられるなど、古くから興味をそそるテーマであったと言えるでしょう。このように、SF の世界観へといざなうような未知なる可能性を感じさせる幹細胞研究の分野ですが、それは同時に、今はまだ議論されていないような倫理的な課題が潜んでいるとも考えられます。

　ではここから、幹細胞について概観した後、幹細胞を用いる研究に関してどのような倫理的な懸念や課題が検討されてきたのか、そしてどのようなルールが策定されてきたのかをみていきましょう。

8.1　幹細胞とは

　わたしたちの体の中には、体を構成するためのさまざまな役割をもつ細胞があります。その細胞たちは、もとは受精卵という 1 つの細胞の塊から何度も分裂を繰り返し、最終的に皮膚や血液などの細胞や心臓や腎臓などの臓器を構成する細胞に成長し、生命を維持するために必要な役割を果たしているといえるでしょう。個々の細胞の寿命は短く、一定の周期で入れかわる必要があるのですが、この働きに関わってくるのが体を構成する細胞の「幹」と

なる幹細胞で、2 つの重要な働きを担っています。1 つめは、まだ役割が決まっていない状態の細胞が、血液や皮膚、各臓器に必要な特定の細胞になるための「分化能」で、もう 1 つは、分化した後の血液や皮膚、臓器などに必要な細胞を維持するために、同じ細胞を作り続ける「増殖能（自己複製能）」です。たとえばかすり傷が自然に治癒していくことができるのは、この幹細胞の働きのおかげです。幹細胞が体内で適切に機能することによって、体に必要な細胞が作られて、維持されることになります。

　このような働きをもつ幹細胞は、いくつか種類がありますので、確認していきましょう。

1)　体性幹細胞（組織幹細胞）

　体の各部位ですでに役割が決まっている細胞を維持するために働く幹細胞のことを、体性幹細胞（組織幹細胞）といいます。この幹細胞は神経幹細胞や骨格筋幹細胞、肝幹細胞、心筋幹細胞など体を構成する各部位によって異なり、それぞれの部位で必要な役割を果たします。体性幹細胞（組織幹細胞）を用いた治療法の開発は、造血幹細胞の移植をはじめとして 1900 年代後半より行われています。しかしながら、この体性幹細胞（組織幹細胞）は、他の部位の細胞に分化する能力はなく、あくまでも同じ役割をもつ細胞を新しく作り続け、維持することを役割としています。

2)　多能性幹細胞

　体性幹細胞（組織幹細胞）とは異なり、体を構成するすべての細胞になることができる「多能性」と「無限の増殖能」をもつ幹細胞を多能性幹細胞といいます。この多能性幹細胞は現時点では主に 2 つの種類があります。

① 　胚性幹細胞（embryonic stem cell、ES 細胞）

　胚性幹細胞は受精後 5～7 日目の胚から、内部にある細胞塊の一部を採取して作られる幹細胞です。多能性や無限の増殖能をもつ一方で、他人の受精胚（胚）から作られる細胞であるため、移植に伴う拒絶反応の懸念があるとともに、胚を壊して作成することに関して倫理的な課題も指摘されています。

この課題については後ほど改めて説明します。

② 人工多能性幹細胞（induced pluripotent stem cell、iPS 細胞）

　ES 細胞のような多能性と無限の増殖能をもつ細胞を人工的に作製した細胞を、人工多能性幹細胞（iPS 細胞）といいます。ES 細胞の作製に受精胚を必要とすることとは異なり、すでに最終分化した体細胞に 4 つの特定の遺伝子を入れることで、細胞がまだ分化していない状態に初期化することが可能となりました。2006 年にマウスの細胞に由来する iPS 細胞、2007 年にはヒトの細胞に由来する iPS 細胞を樹立することに成功しています。この iPS 細胞を用いた世界初の臨床試験が 2014 年に加齢黄斑変性症という目の疾患に対して行われて以降、他のさまざまな疾患に対しても iPS 細胞を用いた臨床試験が実施されています。iPS 細胞は、移植を受ける本人の細胞から作製した場合は移植による拒絶反応がほとんどなく、他人の細胞から作製した場合は、HLA（ヒト白血球型抗原）の型を合わせることで拒絶反応を抑えることができると考えられています。移植以外の方法でも、iPS 細胞を使って病気の治療に役立てる研究が行われています。たとえば患者さんの血液や皮膚から iPS 細胞を作製して、その患者さんが病気になる前の状態の細胞をつくり、病気が発症する経過などを体の外で再現する疾患解明などの研究や、治療薬開発に応用するための研究が進められています。

　このように、より能力の高い幹細胞が開発され、研究や治療への応用が進む一方で、その扱い方に関して倫理的な懸念や課題も指摘されるようになりました。ここからは、そのような倫理面での議論に注目していきましょう。

8.2　幹細胞研究における倫理的課題とルール

1)　ヒト胚を研究に用いることに関する倫理的課題

　ヒト ES 細胞の樹立に成功する前に基礎研究や治療法開発に用いられてきた細胞に、人工妊娠中絶により得られた死亡胎児由来の細胞があります。たとえば、妊娠 5〜9 週目の死亡胎児の始原生殖細胞から、ES 細胞と類似の性質をもつ胚性生殖幹細胞（EG 細胞）を樹立する研究であったり、死亡胎児

由来の細胞をパーキンソン病の治療として脳に移植する研究や、ポリオワクチンの開発などに用いられてきました。しかし、人工妊娠中絶自体の是非に加えて、たとえば胎児組織の売買や、ある特定の患者さんの治療目的のためにその患者さんの家族が妊娠して中絶を決意する可能性などが懸念されていました。

　このような中絶死亡胎児由来の細胞に関する懸念は、ES細胞の樹立が成功したことにより解消すると考えられました。しかし、ES細胞の作製には人の受精胚を壊す必要があることで、また別の懸念が浮かび上がりました。胚は、そのまま成長すれば一人の人間としてこの世に生を受ける存在となりうる可能性があるため、研究のために胚を壊すことの是非は大きな議論を呼び、日本では国の審議会で検討が行われてきました。2000年には、ヒト胚は法律上の権利主体や保護の対象である「人」とは異なるとしても、いったん子宮に着床すれば人間に成長しうる「人の生命の萌芽」であり、ほかの細胞と比べてとくに尊重されるべき存在と位置づけられました（「ヒト胚性幹細胞を中心としたヒト胚研究について」等）。この前提のもとで、医療や科学技術の進展に重要な研究に対しては、不妊治療のために作製されたものの、用いられることなく廃棄予定となった余剰胚にかぎり、一定の条件下で利用が認められました。この議論をもとに2001年に「ヒトES細胞の樹立及び使用に関する指針」が施行され、ヒトES細胞の樹立や使用が認められることになりました。2004年には国の審議会において、クローン胚についてもヒト胚と同じように道徳的価値があるとした上で、難病等に対する再生医療研究のための作製・利用を容認する見解が示されました。さらに、「特定胚の取り扱いに関する倫理指針」で移植用臓器作製のための基礎的研究に限って認められていたクローン胚の作製が、2019年の改正によって人の体内に移植しないなど一定の厳格な要件のもとで、目的を限らず基礎的研究に用いることが容認されることとなりました。そしてES細胞に関する指針の検討が重ねられたことにより、厳格な管理のもとでES細胞を臨床応用に用いることができるように指針が整備されました。

　このように研究による知見をもとに話し合いを重ねる中で、胚の取り扱いに関するルール（図8.1参照）が作られ、改正されてきましたが、研究が進

むにつれてまた新たな課題が浮上してきました。1980 年代に胚を体外で培
養する場合は受精後 14 日を超えてはならないという、いわゆる 14 日ルール
とよばれる取り決めが英国で定められて以来、このルールは国際的に共有さ
れてきました。14 日という期限の設定については、胚の中に原始線条とい
う構造が形成され、胚の中にある細胞にそれぞれ特有の役割が示される時期
にあたることを根拠としています。つまり、もしかすると双子になる可能性
もあるような未分化の細胞の塊である状態から、個々の人になるために必要
な、それぞれの細胞の役割が定まる時期にあたります。しかしながら、培養
技術の発達や 14 日以降の培養によって新たに重要な知見を得ることができ
る可能性が出てきたことで、14 日ルール策定から 40 年の時を経て、そのあ
り方の見直しが求められることとなりました。2021 年には国際幹細胞学会
（International Society for Stem Cell Research, ISSCR）が、胚を用いる研究

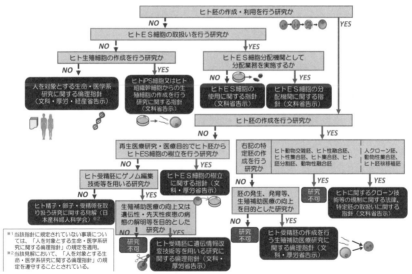

図 8.1　ライフサイエンス分野におけるヒト胚・幹細胞等を用いる基礎研究に関連する
法令・倫理指針チャート（https://www.lifescience.mext.go.jp/files/pdf/Flowchart_embryo
_reseach-guideline_202204.pdf）
　　ヒト胚を用いる研究ではその目的や方法に応じて複数のルールがあります。文部科学省のラ
イフサイエンス広場というホームページでは、どのような研究の場合にどのルールに従うべき
かについて、フローチャートを示しています。

において胚の培養期間を 14 日以降に延長することを容認する可能性を言及し、一概に禁止するのではなく各国で方針を議論する必要性を示しました。このような命の始まりに関わる問題について、各国の文化や価値観にも鑑みて検討を進めることの重要性や必要性を示したといえるでしょう。

2)　多能性をもつことに由来する倫理的課題

　iPS 細胞の発見は胚の破壊を伴わないという点で、ES 細胞研究を巡る倫理的課題を回避することに寄与したといえます。その一方で、iPS 細胞が高い能力を持つがゆえに、研究の内容によってはさらなる課題の検討が必要となります。たとえば、不妊症や遺伝性の難病の研究に寄与することを目的としてヒト由来の iPS 細胞から精子や卵子を作製する研究が進んでおり、理論上は iPS 細胞から作った生殖細胞を受精させて人工的にヒト胚を作製することも可能となりました。日本では前述した ES 細胞に関する指針や「ヒト iPS 細胞又はヒト組織幹細胞からの生殖細胞の作製を行う研究に関する指針 (2010)」において、一定の要件に適合する限りにおいて生殖細胞を作製する基礎研究を行うことは容認されている一方で、人工的に作られた生殖細胞を用いてヒト胚を作製することは禁止されています。しかしながら、不妊症などの解明のために作製した生殖細胞について、その細胞が適切に作られているかを確認するためには、胚を作製しなければ判断することはできません。不妊症や難病の方々への治療法開発に寄与するという社会的に意義のある研究であることと、生命の始まりに関してどの程度人工的な関与が許されるかということを、どのように考慮していくべきか、慎重な検討が求められています。

　ほかにも、研究の進捗にともない人と動物のキメラ作製（コラム 8 を参照）や、体の外で人の脳と同じような構造をもつ脳オルガノイド（三次元組織）の作製など、想像の世界の話だと思われていたことが徐々に現実味をおびつつあるともいえます。このような研究が発展することで、それまで明らかにされていなかった生物学的な知見を得たり、病気の解明に役立ったり、新しい治療法の開発に貢献したりする可能性があると考えられます。しかしそのような研究の意義が認められる一方で、生物の種を越える研究の可能性や、

人の意識をもつ人工的な脳が作られる可能性などをどのように検討していくべきかについて、研究の進捗に遅れずに冷静に議論を行うことが必要だといえるでしょう。

3)　幹細胞を用いた臨床研究の倫理的課題

　ではここからは、幹細胞を用いた臨床研究を行う上で検討されている課題についてみていきます。

　国際幹細胞学会（ISSCR）の「幹細胞の臨床応用に関するガイドライン2021」では、幹細胞を用いた臨床研究の実施に際して重要なこととして、適切な前臨床データ、リスクを最小限に抑えるための厳密な試験デザイン、独立した監視とピアレビュー、公正な被験者の選択、インフォームド・コンセント、研究対象者のモニタリング、監査、および試験登録と報告のあり方について言及しています（ガイドライン 3.4）。とりわけ、動物などを対象とした試験を経て、ヒトで初めて実施する初期の幹細胞臨床研究では、ほかに治療法の選択肢がない患者さんが主な対象となります。しかし、このような初期の臨床研究は、その治療法の安全性を検証することが主な目的であり、人での作用については試験を行ってみなければわからない部分が大きいにもかかわらず、患者さんにとっては唯一の望みとして現実的ではない期待を抱かせてしまう可能性も懸念されています。そこで、患者さんが臨床研究による治療的利益に対して過度の期待を抱かないように、インフォームド・コンセントのプロセスに関する検討には研究チーム以外の人を含めることや、研究に参加される患者さんに初期の臨床研究は安全性の確認が主要な目的であることをわかりやすく説明し、患者さんが研究のリスクやベネフィットについてどのように理解し考えているのかを確認しながら説明を行うこと、研究ではなくて治療だと誤解しないように治療という用語（たとえば幹細胞治療など）の使用を避けることや、理解を促進するための説明補助資料を活用することなどが推奨されています。（ガイドライン推奨 3.4.4.1）。

　幹細胞の臨床研究に限りませんが、対象とする疾患や研究の内容に応じて配慮すべき問題が異なることや、同じ疾患でもそれぞれの患者さんの背景や状態などに応じて、説明の内容や方法を見直すことも肝要です。たとえば

2010年にアメリカで行われた、世界で初めてES細胞を用いた脊髄損傷に対する臨床研究では、受傷直後の重度の損傷をもつ患者さんが研究対象者として選択されました。しかし受傷直後の患者さんは、治療の選択肢や今後の生活についてイメージすることは容易ではなく、臨床研究に参加するリスクとベネフィットを冷静に検討することが難しいのではないかという疑問も示されました。説明文書をわかりやすく作成するだけではなく、患者さんの置かれた状況や環境に配慮した説明方法についても十分な検討を行うことを忘れてはなりません。

4)　幹細胞を用いた臨床研究や未承認治療に関するルール

　幹細胞治療の開発が進むなかで、まだ治療法として国から承認を得ていない未承認の幹細胞治療の提供によって患者さんが不利益を被る事案が生じています。一例としては2010年に韓国人の男性が韓国の企業を通じて来日し、京都のクリニックで幹細胞治療を受けたあと、肺動脈塞栓症で死亡するという事案がありました。当時、韓国での幹細胞治療は法律で規制されていましたが、日本では安全性や有効性が確認されていない未承認の幹細胞治療を研究としてではなく治療として提供することに関する特定の規制はなく、医師の医学的判断と患者さんからの同意によって、保険診療としては扱われない自由診療として実施することが可能でした。しかしこの事案により、患者さんの不利益になるだけではなく、日本が他国から未承認の幹細胞治療を自由に行える場所として認識されてしまう懸念も高まりました。くわえて、国の厳格なルールのもとで研究として行われている幹細胞治療の臨床研究がある一方で、未承認の幹細胞治療が自由診療として高額な料金で提供されていることへの問題や、社会に対して幹細胞治療に対する誤った認識を生じさせることへの懸念から、2011年に日本再生医療学会が声明文を出しています。そのなかで、学会員に対しては法令やガイドラインの遵守と未認可の幹細胞治療を用いた医療行為に関与しないこと、患者さんや患者家族に対しては安易に未承認の再生医療・幹細胞治療を受療しないこと、そして行政に対しては関連する規制の必要性や適切な医療提供体制の構築を求めました。このような経緯もあり、次に述べる再生医療に関する法律が制定される際に、自由

診療で未承認の幹細胞治療を提供することに関する問題も 1 つの大きな焦点
となりました。

　ではここからは、幹細胞を用いた未承認治療や臨床研究にまつわるルール
についてみていきましょう。日本での幹細胞を用いた臨床研究については、
後述する法律が策定されるまで「ヒト幹細胞を用いる臨床研究に関する指
針」(2006 年施行、2013 年最終改定、2014 年廃止) に準拠して審査や実施
が行われていました。一方で、先に述べた通り幹細胞を用いた未承認の治療
法を治療として患者さんに提供することに関しては、明確なガイダンスなど
はありませんでした。「再生医療における制度的枠組みに関する検討会
(2009～2011 年)」の議論において、評価療養の対象ではない、もしくは薬
事法 (当時) のもとで提供されるのではない幹細胞を含む細胞治療は、まず
は研究として実施することを前提とした上でその提供に関する議論が行われ
ました。しかしながら、前述した 2010 年の死亡事案が起きた頃には、自由
診療のもとで安全性や効果が不明瞭な未承認の幹細胞治療が提供されている
ことに関して患者さんならびに社会への影響が問題視されるようになってい
ました。

　このような背景のもと、最先端の幹細胞治療を、必要としている患者さん
にいち早く届けるために開発を推進していくことと同時に、幹細胞を用いた
臨床研究と未承認で提供される幹細胞治療の安全性を確かなものとするため
に、開発の推進と安全性確保のそれぞれに対応する規制整備が検討されまし
た。2013 年に幹細胞などを用いた再生医療の開発から臨床への実用化の流
れを推進するために、「再生医療を国民が迅速かつ安全に受けられるように
するための施策の総合的な推進に関する法律」が施行されました。この法律
のもとで、2014 年には再生医療提供における安全性確保と、開発の推進に
関する 2 つの法律が施行されました。では、この 2 つの法律を少し具体的に
みていきましょう。

　1 つは、製造販売に関連する「医薬品、医療機器等の品質、有効性及び安
全性の確保等に関する法律」(以下「薬機法」、旧称「薬事法」からの一部改
正) です。この法改正により、医薬品に加えて、医療機器と再生医療等製品
に関する基準や規程が定められました。とりわけ再生医療等製品に関しては、

有効性の「推定」と安全性の確認などの条件をクリアしたと認められた場合、医薬品の開発に比べて早い段階で「期限付き、条件付き」の仮承認がなされ、その後付与された条件について定められた期限内にクリアすることで本承認を受けるという開発の流れを可能としました。つまり、医薬品の開発で通常行われている有効性と安全性に関する検証の途中で、一定の要件をクリアした場合に条件付きで患者さんに治療として提供することが可能となり、その中で得られたデータ等を検証して条件をクリアした場合に本承認が与えられることになります。この制度は通常の医薬品と細胞治療の特性の違いを考慮するとともに、ほかに有効な治療法のない患者さんに対して迅速に治療を提供することを念頭に置いて検討されたといわれています。

　もう1つは、製造販売以外の目的で行われる臨床研究と、自由診療で提供される未承認の幹細胞治療を規制する「再生医療等の安全性の確保等に関する法律」で、臨床研究の実施に加えて、自由診療として幹細胞などを用いた再生医療を提供する際にも、国への提供計画の届出と定期報告を求めるものです。臨床研究と未承認治療のいずれにおいても、使用する細胞や細胞への加工などに伴うリスクのレベルを3段階に分けて、そのリスクに応じた審査体制が整備されました。第1種（高リスク）は新規性の高いES細胞やiPS細胞、異種移植等を伴う医療を対象とし、第2種（中リスク）は体性幹細胞や培養細胞を用いる医療、第3種（低リスク）は体細胞や非培養細胞を用いる医療を対象としています。審査のための委員会は国の認定を受けて設置されるもので、第1種と第2種の研究や治療の提供計画は特定認定再生医療等委員会、第3種の研究や治療の提供計画は認定再生医療等委員会が審査を行い、厚生労働大臣への提供計画提出が義務付けられています。さらに第1種の申請に関しては、委員会での判断に加えて厚生科学審議会という国の設置する会議でも審査が行われ、そこで示された意見に対して適切に対応することが求められています。この法律は、法の施行状況や再生医療等を取り巻く環境の変化等に基づき、法の規定に関して変更の必要性などを検討するために5年ごとの見直しが規定されています。

8.3　まとめ

　このレクチャーでは、幹細胞を用いた研究が進むなかで検討されている倫理的課題やルールについて概観しました。ここで示されている幹細胞研究に関する倫理的課題については、幹細胞を用いたさらなる新しい研究が行われるにつれて、今まで議論されていないような倫理的課題の検討が必要となるかもしれません。幹細胞を用いた研究のルールについても、日本では臨床研究や未承認治療に特化した規制が整備されましたが、研究の進捗や環境の変化などに鑑みた、継続的な見直しが必要だと考えられます。

　本レクチャーで示されている倫理的課題や、これから起こりうる問題に対しては、さまざまな立場の人たちと意見を交わしながら真摯に対応し、社会全体で冷静に適切に研究を見守っていくことが肝要だといえるでしょう。このような生命のあり方を問うような倫理的課題に関しては、研究者コミュニティだけではなく、市民との対話の必要性も繰り返し求められています。そのような対話の機会を通じて、このレクチャーで示されているような課題について自分たちがどのように考えるのか、どうあるべきだと思うのかを示していくことが、より価値のある研究を育むことになるのかもしれません。

（高嶋　佳代）

コラム8　動物を利用した臓器の作製はどこまで許される？

　現在、臓器移植でしか助からない患者数に対して、提供できる臓器は世界的に不足している状況にあります。たとえば、腎臓移植待機患者数は日本だけでも1万人を超えており（日本臓器移植ネットワーク）、こうした慢性的な移植用臓器の不足から、臓器売買や移植ツーリズムなどの問題も起こっています。そこで、このような現状を改善するために行われている研究の1つが、人と動物のキメラを利用して可能なかぎりヒトの細胞に置き換わった移植用臓器を動物の体内で作製しようという試みです。

　「キメラ」とは、ギリシャ神話に登場するライオンの頭、ヤギの胴体、ヘビの尾をもった火を吐く怪物キマイラを語源とする、複数の遺伝子型をもつ個体を言います。たとえば、接ぎ木の植物や、もともとは2つの受精卵が何らかの要因で結合し1つとなった場合や、動物由来の心臓弁や他人の臓器などの移植を受けた場合もキメラに分類されます。

　ヒトと動物のキメラを用いた臓器の作製には、主に次の3つの方法があります。① 遺伝子操作によって特定の臓器ができないよう操作された動物の胚に、ヒトの幹細胞を注入して動物性集合胚（キメラ胚）を作製し、その胚を動物の胎内に移植して出産させたあと、一定の大きさに成長させることでヒト幹細胞由来の臓器を作製する方法（図）、② 特定の臓器の基となる動物の細胞の塊（臓器原基）にヒトの幹細胞を注入したものを患者に移植し、患者の体内で臓器へと育てる方法、③ 動物の特定の臓器から生きた細胞をすべて取り除き、残った骨格部分を足場にして、その骨格部分にヒトの幹細胞を注入して臓器を作製する方法、です。

　①の動物体内でヒト臓器を作製する「胚盤胞補完法（はいばんほうほかんほう）」の実施は、1997年クローン羊「ドリー」誕生の発表を受けて議論され成立した「ヒトに関するクローン技術等の規制に関する法律」（2000年公布、以下「クローン技術規制法」）と、それに基づいて定められた「特定胚の取扱いに関する指針」（2001年制定、2009年一部改正、2019年全部改正、2021年一部改正、以下「特定胚指針」）によって規制されています。ヒトと動物の「キメラ胚」は、特定胚指針で規定された動物性集合胚に該当するため、この規制の適用を受けることになります。特

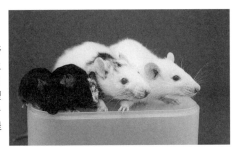

図　マウス–ラットキメラ。左から野生型マウス、ラット iPS 細胞を野生型のマウスの胚盤胞に注入してできたキメラ、マウス iPS 細胞を野生型のラット胚盤胞に注入してできたキメラ、野生型ラット（中内啓光氏提供、2010 年撮影）[1]

　定胚指針は 2019 年の改正が行われるまで、動物性集合胚の作製をヒトに移植可能な臓器作製を目的とした基礎研究に限って認め、胚の扱いは作製から原始線条が現れるまでの期間または 14 日までとし、ヒトや動物の胎内への胚の移植は禁止としていました。しかし 2013 年の総合科学技術会議生命倫理専門調査会による特定胚指針見直しの勧告を受け、2021 年に全部改正されました。2021 年改正では、目的を限定せず幅広い研究のために動物性集合胚の作製が認められたほか、一定の厳格な要件のもと動物性集合胚の動物胎内への移植や個体の産生も認められました。これらの改正により動物性集合胚の作製と活用が進むことで、移植用臓器作製研究だけでなく、疾患モデル動物の作製、病態の解明、創薬、多能性幹細胞の分化能検証など、さまざまな研究の発展が期待されています。
　それでは、ヒトと動物のキメラを再生医療に利用することには問題はないのでしょうか。まず、動物由来の組織や臓器をヒトに移植する場合、これまでヒトが経験しなかった動物由来の未知の病気への罹患やウイルスへの感染が危惧されます。また、動物福祉の観点から、動物を臓器工場として利用することがよいことかどうかといった問題もあります。さらに、ヒトと動物のキメラの作製は、ヒトと動物の種の境界線を曖昧にしてしまうのではないかとの懸念もあります。たとえば、アルツハイマー病研究のためにヒトの脳細胞をもつラットなどを作製することに問題はないでしょうか。あるいは、動物を用いてヒトの生殖細胞を作製する場合はどうでしょう。仮に作製を目的とする臓器だけにヒト細胞が集中するようコントロールできずヒトに近い動物が誕生した場合、どのように対処すればよいでしょうか。

1)　Kobayashi, T. et al., 2010, "Generation of rat pancreas in mouse by interspecific blastocyst injection of pluripotent stem cells," *Cell* 142(2): 676–678.

・・・

　2021 年に米ソーク研究所や中国昆明理工大の研究チームは、胚盤胞段階のカニクイザルの受精卵にヒトの iPS 細胞を加え、培養皿で受精後 19 日間培養することに世界で初めて成功しましたが、霊長類とヒトとのキメラの作製・培養に対して倫理的議論が起こっています。いずれにしても、科学者、一般の人々、行政がともに議論を重ね、理解と合意を得て、慎重に研究を重ねていくことが必要です。

（楠瀬　まゆみ）

・・・

脳神経科学研究の倫理

レクチャー
9

レクチャーの目標
☐ 脳神経科学研究が社会にもたらす倫理的問題の概要を知る。
☐ 脳神経科学研究の現状、とくにブレイン・マシン・インターフェース（BMI）の概要を知る。

　脳神経科学研究については、大学での授業など以外でも、テレビや雑誌など多くのメディアを通じて見聞きすることもあるのではないかと思います。脳神経科学研究は近年急速な勢いで発展しています。たとえば、脳内の血流変化を可視化する技術である fMRI (functional magnetic resonance imaging) を使用した脳画像診断もできるようになりました。確かに、脳神経科学研究が進展することで、これまではっきりとわからなかった、脳がどのように働いたり機能したりしているのかについて解明されるかもしれません。極論すれば、ほかの人が何を考えているかについて外部からわかるかもしれません。コンピューターを駆使して、人間の脳と同じような人工物（人工脳）をつくれるかもしれません。一見すると、脳神経科学研究の進展で大きなベネフィット（利益）が得られそうです。

　その一方で、他人が何を考えているのかについて外部からわかったりすることに違和感や嫌悪感をもつ人もいるのではないでしょうか。たとえば、みなさんの頭のなかの思考を隣に座っている友人に簡単に知られたら、どんな気持ちでしょうか。「そんなのは嫌だ」というのが正直な感想ではないかと思います。このように、脳神経科学の発展は、社会にとって大きなベネフィットをもたらす一方で、倫理的課題も同時に投げかけています。本レクチャーでは、このような脳神経科学研究のもたらす倫理的・社会的問題について、脳神経科学研究の現状をふまえた上で、脳神経倫理学においてどのようなことが議論されているのかについて迫ります。

9.1 ブレイン・マシン・インターフェース（BMI）とは

　本レクチャーでは、最初に脳神経科学研究の全容について簡単に紹介したあとで、脳神経科学研究のなかでも近年目覚ましい発展を遂げており、医工連携研究などが盛んに行われている、ブレイン・マシン・インターフェース（BMI）という技術を中心に紹介したいと思います。BMI は研究の基礎から応用までのフェーズがかかわっていて、脳神経科学の倫理的問題を考える上で、重要かつ理解しやすいため、中心的に取り上げます。

　冒頭でも紹介したように、脳神経科学研究の成果は、脳がどのように機能しているのかについて、そのしくみを解明するかもしれません。一部ではありますが、人が考えたり話したりする際に、脳のどの部位がその役割を担っているのかについても徐々にわかってきました。また、ほかの人が何を考えているかについて外部からわかるかもしれません。このような側面だけではなく、先端医療やリハビリテーションでも脳神経科学研究の活用は始まっています。そして、それだけではなく、エンターテインメントの領域でも脳神経科学研究の成果は使われはじめています。たとえば、ゲームの操作は通常はコントローラーなどを使用しますが、脳波を読みとることでゲーム操作を行うような機器も発売されています。このように、脳神経科学は私たちと縁遠い存在ではなく、本当にいろいろな局面で私たちの生活に密接にかかわってくる可能性を秘めています。

　このような脳神経科学のなかで最近とくに注目を浴びている、BMI という技術を知っている人はどれくらいいるでしょうか。

　BMI とは、脳内情報を解読して信号化することで外部機器の操作や情報処理を可能にし、また外界からの神経信号を脳で処理できる形式に符号化して脳内情報処理に影響を及ぼす技術であると定義されます[1]。また、狭義には、脳内情報を解読・制御することにより、脳機能を理解するとともに脳機能や身体機能の回復や補完を可能とするものとされます（文部科学省脳科学研究戦略推進プログラム）。とくにここしばらくの研究では、研究対象者の

---

1) 「脳を活かす」研究会（2007）『ブレイン・マシン・インタフェース―脳と機械をつなぐ』オーム社

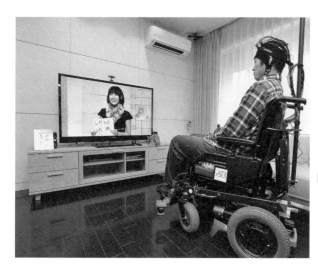

図 9.1　BMI で車いす
や家電を動かす（国
際電気通信基礎技術
研究所など。朝日新
聞社、2012 年 11 月
1 日）

　頭にヘッドセットなどを装着することで脳波を読みとり、読みとった脳波を解析することで外部機器（コンピューターなど）を操作する技術が医療現場を念頭に開発されています。また、ALS（筋萎縮性側索硬化症）患者や筋ジストロフィー患者など四肢の自由がきかなくなる神経難病の方々の外部への意思表示やコミュニケーション、またコンピューターなどの外部機器の操作を可能なものとすることで、QOL（生活の質）の向上をもたらします。少し見方を変えると、BMI は、外部機器を操作するなど、ロボット（の一部）として位置づけることもできます。なかなか言葉だけではどのような技術であるかイメージが湧かないかと思いますので、図 9.1 やインターネット上の映像をご覧ください（「ブレイン・マシン・インターフェース」などのキーワードでインターネット上を検索すると、数多くの映像を見ることができます）。

　このような写真と映像を見ることで、現在の BMI 技術がどのようなものなのか、その概要を理解できたのではないかと思います。BMI 技術はまだまだ発展途上の段階にあり、今後、多方面での発展が想定される技術です。みなさんのなかにも、将来 BMI の研究開発に携わる人や、BMI を使用する人も出てくるかもしれませんね。

コラム 9 では、このような BMI 技術をテーマとして取り上げ、「先端科学技術・医学である BMI（を中心にした脳科学）が発展した未来」についてみなさん自身に能動的に考えてもらいたいと思いますので、ここでぜひこのコラムをご覧ください。自分自身の頭を使って、どんな問題などが生じそうなのかを考えることは、研究倫理を学ぶ上で非常に重要です。

9.2　脳神経科学の倫理的・社会的問題——BMI を中心として

コラム 9 をみてもらえたのではないかと思います。このコラムでは、グループワークを通じてみなさんに能動的に、将来において BMI が有するであろう問題やベネフィットなどさまざまな意見を出してもらいました。たとえば、自分が考えていることが他人からわかってしまうことへの嫌悪感などは、身近な問題として意見が出されたのではないでしょうか。あとは、使い方や場合によっては危険性をもたらす可能性（軍事利用など）のある脳神経科学研究はどのように研究を進めていけばいいのか、などが意見として上がったのではないでしょうか。

　本節では、みなさんが実際に考えてくれた問題をふまえた上で、現在、脳神経科学研究のもたらす倫理的・社会的問題について脳神経倫理学の領域において、どのようなことが指摘されているのかを紹介します[2]。コラム 9 のグループワークで BMI をテーマに議論をしてもらったので、とくに BMI に関する倫理的・社会的問題を中心に紹介します。BMI の倫理的問題の全体像は表 9.1 を参照してください。この表では、BMI の種類や研究開発段階において、どのような倫理的・社会的問題が想定されるのかの全体像を示しています。

　脳神経科学研究のもたらす倫理問題として、よく取り上げられるのは、エンハンスメントやマインドリーディング・マインドコントロールなどがあります。また、近年では、偶発的所見と呼ばれる問題も指摘されるようになりました。より広範囲の問題としては、デュアルユース（二重利用）と呼ばれ

---

2)　より詳しくは、礒部太一・佐倉統（2013）「BMI についての倫理的・社会的問題の概要—脳神経倫理学における議論から」『医学のあゆみ』247(2): 198-203。

表 9.1　BMI の倫理的・社会的問題（礒部・佐倉 2013 を改変）

BMI の種類や研究開発段階	倫理的・社会的問題
基礎科学寄り	エンハンスメント マインドコントロール マインドリーディング
臨床・医療応用寄り	安全性 社会への導入における問題 インフォームド・コンセント 偶発的所見 被験者保護 患者選定 デュアルユース（二重利用）

るもので、脳神経科学研究で得られた知見を軍事などのほかの事柄や領域に
援用してもいいのかという問題があります。また、現実的な安全性の問題と、
研究が社会に実装される段階における問題や、社会的ニーズがどれだけある
のかという「社会への導入における問題」もあります。順に概要を紹介して
いきます。

1)　エンハンスメント

　エンハンスメントとは、日本語では「能力増強」などと訳され、何らかの
方法（薬や外部機器など）を用いて集中力や記憶力などの能力、また身体的
な能力を増すことを指します。エンハンスメントの一種として、みなさんに
馴染みのあるものとしては、スポーツ界でのドーピングがあります。オリン
ピックなどにおいて、記録達成や勝利のために一過的な身体的能力の獲得の
ため、ドーピングを行う選手が一定数存在し、薬物検査などで陽性反応が検
出され、問題となっています。ただ、みなさんにも、テスト前などにもっと
集中力が続けばいいのにとか、教科書を 1 回読むだけで頭に入って忘れなけ
ればテストで高得点がとれるのに、というような経験もあるのではないかと
思います。このような集中力や記憶力に関しては脳神経科学研究でも主要な
テーマの 1 つとして研究が続けられていますが、その成果を日常生活のなか
で、とくにテストなどに合格するために使用することが問題視されています。
想像してみてほしいのですが、あなたはエンハンスメントを行わずに額に汗

して勉強してテストに臨んだのに、友達は薬などを使用して集中力や記憶力を高め、あなたの5分の1の勉強時間であなたよりも高得点をとったとしたら、どう思いますか。あいつはズルをしていい点を取ったとか、人によっては、自分もその薬を使えばよかった、などの不満をもつのではないでしょうか。エンハンスメントの問題はSFなど空想上の話ではなく、アメリカなどではリタリンという中枢神経刺激薬（物質名はメチルフェニデート）を使用して学習効果を上げる行為が実際に問題になっています。このように脳神経科学研究の成果を使用してエンハンスメントを行うことの是非は、大きな倫理的問題となっています。

2)　マインドリーディング・マインドコントロール

　次に、マインドリーディング・マインドコントロールに関する倫理的問題を紹介します。この問題はBMIにも密接にかかわっています。マインドリーディングとは、その名のとおり、心を外部から読みとることです。またマインドコントロールとは、心を外部から操作することを意味します。もしも、このようなことが自分の身に実際降りかかるとすれば、違和感や嫌悪感を覚えるというのが直感的な反応ではないでしょうか。心が操作されることに対して嬉しいという感情をもつ人はそれほどいないのではないでしょうか。しかしながら、近年の脳神経科学研究、とくにBMIに関連した研究ではマインドリーディングやマインドコントロールを可能とするような研究成果が報告されるようになりました。少し古い研究ですが代表的なものとしては、神谷之康氏らによって、脳波を読みとることで、ジャンケンで次にどの手（グー、チョキ、パー）を出すのかについて、外部からわかるようなことを目指す研究も行われています[3]。また近年では、本人の意識にはあがっていない段階の潜在的な心の状態を読みとる技術も、研究開発されるようになってきました[4]。現時点では実現したとしても、このようなことしか実際はできな

---

3)　森山和道（2006）「ホンダとATR、脳活動でロボットを操作する技術を開発」「PC Watch」
　　http://pc.watch.impress.co.jp/docs/2006/0525/atr.htm
4)　柏野牧夫ほか（2014）「身体から潜在的な心を解読するマインドリーディング技術」『NTT技術ジャーナル』26(9): 32-36

いのですが、それでも今後の研究の進展を考慮すると、危惧される問題の1
つとなっています。

3) 偶発的所見

　次に、偶発的所見と呼ばれる問題を紹介したいと思います。偶発的所見と
は、脳神経科学研究に参加した研究対象者の脳画像などに偶然、異変が見つ
かることを意味します。みなさんが頭痛などの違和感があり、病院に行って
fMRI検査を行うとします。その場合は、脳画像を元に脳に何らかの異変が
ないか医師によって診断が下され、病変などがあれば医療行為が行われるこ
ともあるでしょう。その一方で、みなさんが英語を話す際に脳の各部位にど
のような血流変化があるかをfMRIで調べる研究に研究対象者として参加し
たとします。この場合に、もしも脳に脳内出血の兆候などが発見されたとし
ます。しかしながら、発見したのは医師ではなく、言語と脳活動の関係を研
究する研究者だとします。この研究者はどの程度まで、研究対象者であるあ
なたに偶然発見された脳の異変らしきものがあることをフィードバックする
義務を負うのでしょうか。偶発的所見にかかわる内容については、コラム2
に詳細が紹介されていますので、ぜひそちらをご覧ください。

4) デュアルユース

　また、近年では、脳神経科学研究で得られた知見をどのような事柄や領域
に援用してもいいのかという問題も指摘されるようになってきました。たと
えば、脳神経科学研究で開発されたBMIなどを軍事応用することは許され
るのでしょうか。このように民間で開発された技術などが軍事応用されるこ
とはデュアルユース（二重利用）と呼ばれ、大きな問題となっています。た
とえば、アメリカ合衆国の軍事研究の中心である国防高等研究計画局
（DARPA: Defense Advanced Research Projects Agency）では、多額の研究
予算がBMIなどの脳神経科学研究の開発に投じられています。自分の研究
開発が軍事を目的にしたものでなくても、研究開発された技術が軍事サイド
からみて活用可能であれば、研究者の意図に反して軍事に援用されるかもし
れません。一方で、そのような多額の研究予算が、脳神経科学研究をはじめ、

多くの科学技術分野の発展を後押ししてきた事実もあります。たとえば、GPS（グローバル・ポジショニング・システム）はもともと軍事目的で開発された技術です。日本では、軍事目的でのBMIなどの研究は行わない方針が望ましいとされていますが[5]、デュアルユースは大きな問題を提起しています。

5)　安全性と社会への導入における問題

　どのような研究や技術開発にも関連する問題ですが、現実的な安全性の問題もあります。脳科学研究においては、脳のもつ可塑的な性質、つまり、外部からの影響によって脳が変異をきたすことが指摘されています。たとえば、長時間の継続的な脳への電気刺激は脳への影響が懸念されています。とくに、短期間ではなく、長期間のこのような脳への電気刺激が、どのように、そして、どれほど脳に変異をもたらすのかはわかっていません。

　また、研究が進展しても、将来的にその成果が社会に実装される段階において生じる倫理的・社会的問題や社会的ニーズがどれだけあるかという「社会への導入における問題」もあります。さまざまな条件が統制された研究室のなかでの実験が成功したとしても、その成果がすぐにいろいろな障壁や問題がある実社会の生活のなかで援用可能だとは言えません。とくに脳科学の場合は、実験室内と実験室外の環境や条件が大きく異なると考えられます。そのため、実験室外の場での実装実験も必要になるでしょうし、その結果を受けてのさらなる改良も必要になるでしょう。逆に、そのような新しい技術が社会に導入される段階では、社会のしくみや、社会のあり方を変える必要性もあるかもしれません。技術が社会の要請や要求によって形態や目的が変わるだけではなく、新しい技術の出現は社会のあり方を変えうる可能性があります。たとえば、BMIで制御された車いすが社会のなかで使用されるとして、歩道や住居などがBMI車いすに適した環境とならなくては、使用者はその恩恵を十分に享受できません。一方、現実的には周辺環境を大きく変えるには多大な時間とコストがかかるため、現在の周辺環境のもとでも使用

---

5)　川人光男・佐倉統（2010）「BMI倫理4原則の提案」『現代化学』471: 21-25

できるような形態の BMI 車いすの開発も必要となります。つまり、可能な範囲で周辺環境を変えつつ、BMI 車いすの改良も同時に必要となるということです。より一般化して述べれば、技術と社会は独立して存在しているのではなく、お互いに影響を与え合う、相互循環的な関係にあるといえます。また、そもそもそのような研究や研究成果は、社会からどれほど、どのように必要とされているかについても注視が必要です。そのため、研究開発だけではなく、社会的ニーズの洗い出しや調査も並行して行う必要があります。

9.3　まとめ

　本レクチャーでは、脳神経科学研究の概要をふまえた上で、脳神経科学の発展が社会にとってもたらす倫理的・社会的問題を紹介してきました。脳神経科学研究は、医療への応用はもちろんのこと、技術的な発展性や、エンターテインメントでの応用まで、また SF 的な要素も関連するなど、本当に間口が広い領域です。それだけ、社会のなかで注目を集め、多くの人にとってこれからかかわりが増えていくと予想できます。本レクチャーでみてきたように、脳神経科学は利点だけをもたらすものではありません。その発展に起因する倫理的問題も同時に内包され、その多くはそれのみが単独で存在するわけではなく、科学技術と社会とのインタラクションのなかで生じてくるものです。コラム 9 でも述べたように、科学と社会の関係性を考えることで、どのような倫理的問題が現段階で生じており、今後生じる可能性があるのかなどについて、俯瞰的な視点から捉えることが可能となります。今後みなさんが、脳神経科学のみならず、ほかの先端科学技術や先端医療などの倫理的問題に遭遇したときや、考える必要性に迫られた際は、社会のなかにおける科学技術や医療という視点を意識的にもつと、これまでみえなかった問題を認識できる可能性が高まると思います。本レクチャーでみてきた内容がその一助になれば幸いです。

（礒部　太一）

コラム9　科学技術社会論と市民参加型ワークショップ

　科学技術社会論という研究分野は多くの人にとって馴染みの薄いものだと思います。科学技術社会論とは、科学技術と社会の関係について探究する学問領域です。ここで言う科学技術とは、医学や医療技術も含んでいます。科学技術と言われると、たとえば、ロケット開発など巨大な研究施設のイメージや、人類に貢献した研究に対して贈られるノーベル賞など華々しいイメージがあるかもしれません。確かにこのようなイメージは、科学技術の一面を物語っているのは確かです。その一方で、私たちの生活のもっと身近にも科学技術が溢れているのも事実です。たとえば、ほとんどの人はスマートフォンやガラケー、パソコンなどをもっていると思います。このような身近なもののなかにも、科学技術の発展や研究の蓄積が多分に活用されています。ほかにも、病院に行って何らかの検査を受ける際などは先端医療技術の発展を目の当たりにすることもあるのではないでしょうか。つまり、科学技術は多くの人にとって、夢のような話でも、自分とはまったく関係のないものでもなく、誰もが生活のなかで触れている馴染みのあるものであると言えます。ということは、誰もが科学技術と否が応でもつき合っていく必要性があり、科学技術のベネフィットもリスクも自分たちの生活に直接的に影響を及ぼす可能性があるということです。このような背景のもと、科学技術社会論では、科学技術と、実際にそのような科学技術を使用する市民との関係が現状ではどのようになっており、また、いかにあるべきかなどを研究しています。とくに、近年では、市民が科学技術にかかわっていくことが社会の側から求められています。

　このような背景のもと、市民参加型ワークショップとして、いろいろな形式や取り組みがこれまで行われてきました。たとえば、論点抽出カフェでは、科学技術（生命科学研究や先端医療など）に関するテーマ設定を行い、そのリスクやベネフィットにかかわる論点を抽出する目的でワークショップの行い方が提示されています[1]。また、より単純なものとしては、カードを用いた意見抽出方法である KJ 法を用いたワークショップがあります[2]。より大がかりなものとしては、

---

1)　八木絵香・中川智絵（2011）「科学技術に関するさまざまな論点を可視化する―科学技術に関する「論点抽出カフェ」の提案」『Communication-Design』4: 47-64
2)　川喜田二郎（1967）『発想法』中公新書

コンセンサス会議と呼ばれるものも開催されています[3]。コンセンサス会議では、市民から公募で参加者を募り、科学技術が関係するテーマ、たとえば、遺伝子組み換え作物の導入の是非などに関して、参加者が専門家からの情報提供や議論を通じて、最終的に報告書を作成し、記者発表を行うなどの取り組みが行われてきました。このような取り組みは、本レクチャーが主要なテーマとする先端医療技術の社会での位置づけを考える上でも重要なものとなってきています。

　それでは、今度はみなさんが市民参加型ワークショップを体験してみましょう。先端科学技術・医療技術の具体例として、レクチャー 9 で取り上げた、ブレイン・マシン・インターフェース（BMI）について考えてみましょう。議論するテーマは、「先端科学技術・医学である BMI（を中心にした脳科学）が発展した未来」についてです。現在の技術レベルなどに捉われずに、サイエンス・フィクション（SF）的要素も含め、自由に意見を出してみてください。といっても、これだけでは意見を出すのはなかなか難しいと思うので、このテーマを考えるきっかけを以下に紹介します。

- ・　未来において、技術自体がどのように進展するのか？
- ・　その場合のリスクやベネフィットは？
- ・　そのような技術は社会のなかでどのような位置づけなのか？

　このようなテーマを念頭に置いて、4〜6 名でグループを組んで意見を出し合ってみてください。最初に、ひとりひとりが各自で意見や論点をカードやノートにメモ書きをした上で、それをもとにグループで話し合ってみてください。各自で出した意見でも、他の人が出した意見と似ているものなどがあるかと思いますので、その場合は、それらの似ている意見をグループとしてひとまとまりにして、その意見のグループの特徴を表す名前をつけてください。最後に、各グループから出た意見を発表してもらいます。

（礒部　太一）

---

3)　小林傳司（2004）『誰が科学技術について考えるのか─コンセンサス会議という実験』名古屋大学出版会

動物実験の倫理

　ここまで、人を対象とする医学・生命科学研究の倫理についてみてきましたが、人を対象とする研究の前に、多くの場合、動物を用いた研究が行われます。本レクチャーでは動物を用いた医学・生命科学研究の倫理について考えてみたいと思います。

　ヘルシンキ宣言第 21 項では「人間を対象とする医学研究は、科学的文献の十分な知識、関連性のあるほかの情報源および十分な実験、ならびに適切な場合には動物実験に基づき、一般的に受け入れられた科学的原則に従わなければならない」と規定しています。また、日本で新薬開発をする場合に遵守しなければならない「医薬品の臨床試験の実施の基準に関する省令」（厚生労働省）では、治験の依頼をしようとする者あるいは自ら治験を実施しようとする者は、「被験薬の品質、毒性および薬理作用に関する試験その他治験の依頼をするために必要な試験を終了していなければならない」（第 5 条、第 15 条の 3）としており、多くの場合これに動物実験が含まれます。このように、動物実験は人を対象として行われる臨床試験／治験を行うための前提として実施することが求められています。

　なぜ、動物実験が必要なのでしょうか。Box 10.1 に動物実験の実施例を示しました。ここからわかるように、動物実験は、人の疾病の予防・診断・治療に向けた新たな科学的知見を得るため、また、臨床試験における研究対象者あるいは消費者の生命・身体へのリスクを評価するために行われます。

　しかしながら、言うまでもなく、動物に一定の苦痛やストレスを与え、そして場合によっては死をもたらすものでもあります。しかも、当然ながら、

Box 10.1　動物実験の実施例

- 薬品の毒性試験、薬理試験、薬物動態試験
- 疾患（病態）モデル動物の作製
    - 例：脊椎損傷モデル、パーキンソン病モデル
- 抗がん剤の有効性評価
- ヒトの免疫反応や、医薬品の薬効・副作用の評価
    - 例：免疫不全遺伝子組み換えマウスにヒトの細胞を移植
- 感染実験　例：フェレットを用いたインフルエンザ感染実験
- 医療機器の開発　例：体内植え込み型人工心臓
- 化粧品やトイレタリーの毒性試験　　など

　動物は研究協力に同意するか否かを決定することはできません。このように、人と実験動物の間に利害関係が生じる動物実験においては、「動物実験の必要性」の検討と「動物の保護・福祉」への配慮が必要となります。

10.1　西欧における実験動物保護の思想の始まり

　動物実験の最も古い例として知られているのが、ギリシアのアルクマイオン（紀元前 510 年頃生まれ）によって行われた動物の視神経を切断する実験で、これにより視神経が視力に必要であることが示されました。このように、動物実験は医学・生命科学研究の歴史とともにあると言えます。もっとも、近代的な動物実験は 19 世紀半ばに西欧から始まりました。すなわち、フランスの生物学者クロード・ベルナールが実験医学の必要性を『実験医学序説』（1865 年）で提唱して以降、動物実験が医学・生命科学研究の 1 つの領域として位置づけられるようになったのです。しかし、当初は無麻酔で実験が行われるなど、実験に供される動物に大きな苦痛を及ぼす方法で実施されていました。たとえば、フランスのアルフォール獣医大学の解剖実習ではウマが無麻酔で目の解剖やひづめの除去など約 60 回解剖されたと言います（1863 年 8 月 8 日付 *Times* 紙）。ウマの様子を想像すると恐ろしくなります。

　なぜこのような残忍な方法がとられていたのでしょうか。その背景には、

人が動物を支配することを認めるキリスト教的思想に基づく動物観があると言われています。たとえば、デカルト（17 世紀）は、動物は精神をもたない単なる機械であるから（動物機械論）人間は動物を道具として利用できると考えました。また、カント（18 世紀）は、動物には自意識がないため、手段として利用できるものと動物を位置づけました。このように、当時、西欧では、動物は人間が自由に利用してよい「モノ」であり、そこに憐れみの感情をもつ人は多くありませんでした。

　しかし、動物実験の実施例が増えるにつれ、残忍な実験に対する嫌悪感や問題意識も高まります。ベルナールが無麻酔で動物実験を繰り返していたことから、彼の没後、妻子が動物実験反対運動に没頭していったことはその最たる例と言えます。こうして、実験動物の保護や福祉の必要性についての意識が生まれるのです。とりわけ、イギリスでは、生理学実験を活発に行う隣国フランスの科学者の動物実験をとおして、残忍な動物実験に対する嫌悪感は高まります。そして、それは 1876 年に「動物虐待防止法」に動物実験に関する規定を追加することへと導き、世界ではじめての動物実験に対する規制が設けられたのでした。

10.2　3Rs の原則

　医学の発展のために動物実験は必要ですが、動物実験は動物に苦痛や死をもたらします。そのような動物実験は、どのように行っていくべきでしょうか。イギリスの科学者ラッセル（William Russell）とバーチ（Rex Burch）が 1959 年に提唱した実験動物の福祉に関する 3 原則が、この問いの答えを教えてくれます。3 原則とは「3Rs の原則」と呼ばれるもので、次の 3 つのR を指しています（日本動物実験代替法学会ウェブサイト「活動目的」）。

① 　Refinement（苦痛軽減）　動物に与える疼痛や苦痛を和らげる、除去する、あるいは動物福祉を向上させるように実験方法を改良すること。
② 　Reduction（削減）　試験法の改良や見直しにより、評価に必要な情報の精度を欠くことなく、実験動物数を減らすこと。

Box 10.2　Replacement（置換）の例

①　すでに行われた動物実験データの保管・利用

②　物理的・化学的手法の利用

③　数学的およびコンピューターモデルの利用

④　知覚機能の乏しい、より低級生物の使用

　　　例：無脊椎動物、植物、微生物

⑤　脊椎動物の発生段階における初期、すなわち、実験や他の科学的目的
　　のためへの使用が制限される時点に達する前の段階での使用

⑥　*in vitro* 実験法の利用　　⑦　ヒトでの試験

　　　　　　　　　　　3Rs についてのボローニャ宣言（1999 年より）

---

③　Replacement（置換）　動物を用いる試験を、動物を用いない、ある
　　いは系統発生的下位動物を用いる試験法により代替すること（Box 10.2）。

　この考え方は世界的に普及し、実験動物の福祉および動物実験規制の国際
的な原則となっています。日本でも後にみるように、この原則が動物実験の
規制に組み込まれています。

10.3　日本における動物保護のルール

1)　動物の保護に関する法律

　日本では、奈良・平安時代の殺生禁断令や徳川綱吉の犬愛護令など、動物
保護に関する規制は古くからみられます。しかし、近代以降においては、
1908（明治 41）年制定の警察犯処罰令や、1948（昭和 23）年制定の軽犯罪法
第 1 条 21 号の「牛馬その他の動物を殴打し、酷使し、必要な飲食物を与え
ないなどの仕方で虐待した者」を「拘留または科料に処する」との規定をも
って保護するのみでした。戦後間もなく、日本動物愛護協会会長であった駐
日英国大使夫人らのイニシアチブによって動物保護法の制定に向けた動きが
ありましたが、国民生活の再建が優先されるなかで動物保護に対する社会的
関心は低く、結実することなく終わりました。その後、1965 年にも、日本

動物愛護協会が中心となって法制化に向けた動きがありましたが、今度は屠<ruby>殺<rt>と</rt></ruby>、動物実験、闘牛や闘犬の規制に憂慮する声が上がり、消滅しました。

　このように浮上しては消えてきた法制化に向けた動きですが、1973年、ついに日本で最初の動物保護に関する法律「動物の保護及び管理に関する法律」（以下、動物保護管理法と記す）が制定されました。この法律が制定された背景として、2つのことを挙げることができます。1つは、1969年、イギリスの大衆紙 *People* に日本では犬が虐殺されているとの記事（4月13日付、K. Gardner "This is how they die"）が掲載され、「動物虐待国」というレッテルが日本に貼られたことです。ちょうど昭和天皇の訪英とエリザベス女王の来日が予定されていたことから、「文化国家」としてあるまじきレッテルを払拭し、国際的評価を改善するために、「動物保護」を謳った法律の制定が必要だったのです。もう1つの背景は、当時、動物に人が襲われる事件が多く、動物による人の生命・身体等への被害が社会的に問題となっていたことです。被害が起きれば軽犯罪法が適用されますが、これでは被害を未然に防止することはできないことから、飼育者の管理責任を明確にする法律の制定が求められたのです。こうして、「動物保護」と「動物管理」という2つの目的をもった動物保護管理法が制定されるのでした。

　その後、1997年に神戸市で児童連続殺傷事件（いわゆる「<ruby>酒鬼薔薇聖斗<rt>さかきばらせいと</rt></ruby>事件」）が起き、それが当時14歳の男子中学生による犯行だったことから社会に大きな衝撃を与えました。そして、この加害者が、殺人に至る前に繰り返し動物を虐待していたことが明らかになると、生命尊重の心、動物を慈しむ心を育むことの大切さが唱えられるようになります。こうして、1999年、同法は改正され、法律名もそれを反映して、「動物の愛護及び管理に関する法律」（以下、動物愛護管理法）に変更されるのでした。

2)　動物実験に関するルール
①　動物の愛護及び管理に関する法律

　では、動物実験に関するルールはどうなっているでしょうか。現在施行されている「動物の愛護及び管理に関する法律」は50か条で構成されていますが、動物実験に関する規定は下記の1か条のみです。

第 41 条

1　動物を教育、試験研究または生物学的製剤の製造の用その他の科学上の利用に供する場合には、科学上の利用の目的を達することができる範囲において、できるかぎり動物を供する方法に代わり得るものを利用すること、できるかぎりその利用に供される動物の数を少なくすること等により動物を適切に利用することに配慮するものとする。

2　動物を科学上の利用に供する場合には、その利用に必要な限度において、できるかぎりその動物に苦痛を与えない方法によってしなければならない。

3　動物が科学上の利用に供されたあとにおいて回復の見込みのない状態に陥っている場合には、その科学上の利用に供した者は、直ちに、できるかぎり苦痛を与えない方法によってその動物を処分しなければならない。

4　環境大臣は、関係行政機関の長と協議して、第 2 項の方法および前項の措置に関しよるべき基準を定めることができる。

　第 1 項に 3Rs の原則の Replacement および Reduction のこと、第 2 項に Refinement のことが規定されていることがわかると思います。実は、第 1 項は 2005 年の改正でようやく追加されたもので、これにより日本でも 3Rs の原則が法文上整備されました。もっとも、同法は、これを実践するための実験計画や実験者、実験施設の条件・基準については言及しておらず、「動物」の範囲も定めていません。また、3Rs の原則に反する動物実験が行われたとしても、第 41 条については罰則規定が設けられていません。

② 実験動物の飼養及び保管並びに苦痛の軽減に関する基準

　3Rs の原則を実践するために、研究者は具体的に何を行えばよいのでしょうか。動物愛護管理法は、3Rs の原則の Refinement に関して、できるかぎり動物に苦痛を与えない方法の基準を環境大臣が定めることを認めています（第 41 条 4 項）。これに基づいて、環境省は「実験動物の飼養及び保管並びに苦痛の軽減に関する基準」（2006 年制定、2013 年改正）を策定し、Box 10. 3 に示した項目についての基準を定めています。たとえば、「実験等の実施

Box 10.3 「実験動物の飼養及び保管並びに苦痛の軽減に関する基準」が
規定する項目

1. 動物の健康及び安全の保持
   (1) 飼養及び保管の方法　(2) 施設の構造等　(3) 教育訓練等
2. 生活環境の保全
3. 危害等の防止
   (1) 施設の構造並びに飼養及び保管の方法
   (2) 有毒動物の飼養及び保管　(3) 逸走時の対応　(4) 緊急時の対応
4. 人と動物の共通感染症に係る知識の習得等
5. 実験動物の記録管理の適正化
6. 輸送時の取扱い
7. 施設廃止時の取扱い
8. 実験等を行う施設
   (1) 実験等の実施上の配慮　(2) 事後措置
9. 実験動物を生産する施設

上の配慮」として、実験実施者に、「実験等の目的の達成に必要な範囲で実験動物を適切に利用するよう努めること。また、実験等の目的の達成に支障を及ぼさない範囲で、麻酔薬、鎮痛薬等を投与すること、実験等に供する期間をできるだけ短くする等実験終了の時期に配慮すること等により、できるかぎり実験動物に苦痛を与えないようにするとともに、保温等適切な処置を採ること」（第4の1 (1)）を求めています。このように Refinement のために行うべき基準が定められていますので、実験動物を扱う研究者等はこの基準を理解していなければなりません。

　なお、ここに言う「実験等」とは「動物を教育、試験研究または生物学的製剤の製造の用その他の科学上の利用に供すること」を指すので、小規模な実施や、教育（学生実習等）も対象となることに注意してください。また、「実験動物」とは「実験等の利用に供するため、施設で飼養または保管をしている哺乳類、鳥類または爬虫類に属する動物」と定義しており、両生類や魚類等は対象としていません。他方で、哺乳類、鳥類または爬虫類動物については、解剖実験のほか観察実験のために飼養、保管している動物も対象と

なることへの留意が必要です。

③　各省の指針等

　この他、文部科学省では「研究機関等における動物実験等の実施に関する基本指針」を、厚生労働省では「厚生労働省の所管する実施機関における動物実験等の実施に関する基本指針」を、また、農林水産省では「農林水産省の所管する研究機関等における動物実験等の実施に関する基本指針」を、それぞれの省が管轄する研究機関を対象として制定しています。たとえば、大学で研究を行う者であれば、これらのうち文部科学省の指針の遵守が求められることになります。

　これらの指針では、各動物実験実施機関による自主規制・管理を基本としつつ、機関の長の責務として、機関内規程を策定すること、動物実験委員会を設置すること、動物実験計画について動物実験委員会の審査を経て承認または却下すること、動物実験計画の実施の結果の把握その他動物実験等の適正な実施のために必要な措置を講じることを規定しています。また、動物実験実施者等に対する教育訓練等の実施、動物実験等の指針への適合性に関する自己点検・評価および検証、動物実験等に関する情報の公開、についても各機関の長に求めています。そして、各機関が機関内規程等を整備するに際してモデルとすべきガイドラインとして、日本学術会議により「動物実験の適正な実施に向けたガイドライン」（2006年）が策定されています。このガイドラインでは、実験動物の身体保定やケージ内環境など実際的な内容についても規定されています。

　各省指針および日本学術会議ガイドラインでも、先にみた「実験動物の飼養及び保管並びに苦痛の軽減に関する基準」と同様に、観察研究を含めて「実験」と規定しています（農林水産省指針では「動物実験等」に「検査」も含む）。動物実験実施者は、観察研究を含め実験を行う場合には、自施設の動物実験に関する規程を十分に把握し、それに基づいて3Rsに配慮した研究計画を綿密に組まなければなりません。そして、使用しようとする動物数が科学的見地から妥当なものと言えるかなど、動物実験委員会では実験計画が3Rsの原則に十分に配慮がなされているか否か審査します。こうして、

科学的に適切な結果を得ることができ、かつ、動物の不必要な使用や動物への不必要な苦痛を避けることにつながるのです。

　なお、「実験動物の飼養及び保管並びに苦痛の軽減に関する基準」や各省の指針に反する行為がなされても、罰則はありません。しかし、これらに違反した場合には、各省の研究費の配分が中止されたり、研究費の配分決定が取り消される場合があります。

10.4　欧米における動物実験のルール

　日本における動物実験のルールを概観してきましたが、欧米でのルールはどうなのでしょうか。日本の規制と比較するために、少しだけみてみましょう。

　たとえば、イギリスでは 1986 年に制定された「動物（科学的処置）法」（Animals (Scientific Procedures) Act）で動物実験は規制されています。実験者は、国務大臣が発行する個人免許を取得していなければならず、また、実験計画も「プロジェクト免許」を受け、そして、認定を受けた施設で実験することが認められるのです。このように、イギリスでは動物実験について国が一元的に管理し、これに違反すれば刑罰が科されるとしています。なお、実験者や実験施設についての免許・認可制度は、イギリスでは先述の動物実験に関するはじめての規制が設けられた 1876 年から導入されていますが、現在では EU 加盟国共通のルールとなっています（EU 指令 2010/63/EU）。

　アメリカでは、大きく、農務省が管轄する「動物福祉法」（Animal Welfare Act）と、保健福祉省公衆衛生局（Public Health Service）が策定した「実験動物の管理及び使用に関する PHS 方針」（PHS Policy on Humane Care and Use of Laboratory Animals）、という 2 つの体制により動物実験は規制されています。これらは、政府による査察や研究費の交付条件を通じて、施設内の動物実験委員会（Institutional Animal Care and Use Committee, IACUC）による自主規制を柱としながら、運用されています。

　こうしてみると、日本は動物実験について規制が厳しい国ではないことがわかったと思います。筆者の知り合いで、イギリスで動物を用いた研究をし

ようと考えて留学したものの、個人免許を留学期間中に取得することができ
ず、結局、一度も動物実験をすることなく帰国した人がいます。みなさんも、
もし海外に留学して動物実験を行おうとする場合、また、海外の研究者と共
同研究を行う場合、その国における動物実験のルールを確認し、必要に応じ
て手続き等をとらなければならないことを覚えておいてほしいです。

10.5　まとめ

　「アニマルライツ（動物の権利）」を知っていますか。これは、人に与えら
れる基本的な権利の枠を種の壁を越えて動物にまで広げ、その権利を保障し
ようという思想で、1970 年代にイギリス、アメリカで登場しました。動物
は人間に利用や搾取されたり、苦痛を与えられたりしない権利をもっている
との考えのもと、食肉業や毛皮産業、動物実験、サーカスなどをなくすこと
を目指す活動が展開されています。このような運動をしている団体は数多く
ありますが、そのなかには個人や組織に対して脅迫や暴行など非合法な手段
を用いて目的を達成しようとする過激な団体があります。1990 年代以降、
動物実験を実施する研究施設や実験動物販売業者も攻撃対象とされるように
なりました。このような緊張関係のなか、欧米諸国では動物実験に対する規
制を設け、研究者は社会へのアカウンタビリティ（説明責任）を意識しなが
ら動物実験が行われています。

　近年、日本では、動物実験に対する目立った妨害や攻撃活動は行われてい
ませんが、このように動物実験については強い反対があることを忘れてはい
けません。また、動物を「人生の伴侶」（コンパニオン・アニマル）として
みる傾向が強まっている現代社会においては、動物実験に対する社会の理解、
そして、社会からの信頼を得ることが重要です。これからの研究者には、動
物実験の必要性と適切な実験の遂行について、社会の理解と信任を得るため
に、社会に発信できる能力をもつことも求められていると言えるでしょう。

（神里　彩子）

第3部

研究者としての倫理

実験終了後の倫理

本書を読み進めてきたあなたは、研究倫理の歴史を学び、研究を実践する上での倫理原則を学び、さまざまな観点から研究倫理のトピックに触れ、研究者が実験を行うに当たって配慮すべき多くの倫理事項を身につけていることでしょう。しかし、研究者の仕事は実験を行い、データを集めるだけでは終わりません。その結果を適切に扱い、発表したり公開したり、ときにはほかの研究者と共有することも、研究者に求められる責任の1つです。本レクチャーで、実験終了後に求められる研究者の責任と行動を学びましょう。

11.1 実験終了後のデータの取り扱い

研究を実施する上で、キーとなるのはデータです。研究者は、研究命題を検証するために必要な情報を観察や測定を通じて得ますが、この事実に基づく情報こそデータです。データの種類は研究領域によって異なります。実験を行う研究では、測定値など数値のデータが得られるでしょうし、一方、インタビューやテクスト分析を行う研究では、言葉という文字のデータが得られます。写真や映像がデータとなるような研究もあります。またいずれの場合でも、観察・測定等を行った日付や場所、データが収集された条件、浮かんだ構想のメモなど、付属する多くの記録が情報として残されます。それらを記録した実験ノートは重要な一次資料です。研究を成功させるためにはこれらデータや、データを得るための試料が重要であることは当然ですが、では、終了後にはそうしたデータや試料はどのように扱われるべきでしょうか。

データの信頼性を保証するのは、① データが適切な手法に基づいて取得されたこと、② データの取得に当たって意図的な不正や過失によるミスが存在しないこと、③ 取得後の保管が適切に行われていてオリジナリティが保たれていることとされます[1]。

　データや試料を適切に管理・保管することは、研究者自身のためだけでなく、公的活動としての研究に伴う責務でもあります。公的な資金によって研究が行われている場合には、データや試料そのものが公的資産としての性格を有するほか、万が一あとから研究不正等の疑いが生じた場合に、証拠としての役割を担うことになるため、適切に保存しておく必要があるのです。日本学術会議によれば、文書や数値データ、画像などの資料の保存期間は原則として論文発表の 10 年後まで、実験試料や標本、装置などについては、論文発表の 5 年後まで、保存することが望ましいとされました[2]。この間、学生の場合は卒業があり、研究者も所属機関が変更する場合が考えられます。こうした移動の際は、データや試料の保管に関する責任の所在を明らかにする必要があります。また、データに個人情報が含まれる場合には、より慎重な対応が求められます。研究を始めたら、最後まできちんと責任をもって対処することが大事です。

11.2　研究成果の他の研究者との共有

1)　研究成果の発表

　学術研究では、研究テーマを決め、仮説を立て、実験などによる検証を通じて得られた成果を、論文にまとめ、あるいは学会などで発表することが求められます。発表することによって、専門領域の発展に貢献し、研究者自身の業績として認められるのです。

　論文を発表するには、まず自身の研究テーマに即した専門の雑誌（journal）に投稿します。雑誌の編集者（editor）は投稿された論文をチェックし、

---

1)　日本学術振興会「科学の健全な発展のために」編集委員会編（2015）『科学の健全な発展のために—誠実な科学者の心得』
2)　日本学術会議（2015）「科学研究における健全性の向上について」

却下（reject）か、専門領域の別の研究者による査読（peer review）に回す
かを判断します。査読されることになった場合、査読者（reviewer）が論
文を精査し、却下か、承認（accept）の判断をする、あるいは著者への質問
や指摘事項をコメントします。著者はコメントされた内容に対して回答し場
合によっては追加の解析などを加えて、修正した論文について再度査読を受
けます。その結果、査読者や編集者から内容が認められれば、無事に承認さ
れ、雑誌に論文として掲載（publish）されます。コメントのやり取りは、
ときに数か月にわたることもあり、またコメントに返答したからといって必
ずしも承認されるとは限らず、査読の過程は非常に骨の折れるものです。ま
た、なかには査読のない雑誌もあります。論文の数が研究者の評価に直結す
ることから、近年では、研究資金やポストの獲得競争のなかで、掲載論文数
へのプレッシャーは大きくなっています。

　そうしたなか、研究者による成果発表における不正行為がたびたび報告さ
れ、近年、日本においても研究者コミュニティのみならず社会問題として広
く取り上げられる事態が起きています。こうした不正行為やモラル違反は、
当該研究者の信頼はもとより、所属する研究機関にも責任の問題が生じ、ひ
いては科学コミュニティ全体に対する社会の信頼を損ないかねません。その
ため、これらを防ぐための発表倫理が重要です。研究成果の発表における不
正行為である「捏造・改ざん（偽造）・盗用」（FFP: Fabrication, Falsification,
Plagiarism）、および論文発表の際に研究者が注意すべき発表倫理の問題に
ついては、レクチャー12をご参照ください。

　このように、研究活動において、成果の発表は非常に重要な活動の1つで
す。新たな知の創出は、論文発表という形で同じ領域内の専門家コミュニテ
ィから認められ、また、その内容は読者に共有されてさらなる知の探究へと
活かされていくのです。と同時に、その知が広く当たり前となるまでは、引
用という手段によって、その知を生んだ最初の者を評価することが義務とな
ります[3]。論文がどれくらい引用されたかは、著者らの評価にもつながりま

---

3)　Committee on Science, Engineering, and Public Policy, National Academy of Sciences, National
　Academy of Engineering, and Institute of Medicine, 2009, *On Being a Scientist: A Guide to
　Responsible Conduct in Research*, 3rd ed. 米国科学アカデミー編『科学者をめざす君たちへ　第3

すし、学術誌の評価尺度としても参照されます（インパクト・ファクター（impact factor））。

2)　データベースによる研究成果の共有

　ここまで、論文や学会発表による研究成果の共有について取り上げましたが、近年では、研究で解析されたデータそのものをデータベースに登録・公開し、多くの研究者で共有する動きが広がっています。データベースとは、研究の解析結果などのデータを広く集め、整理し、別の研究者が利用できるように体系的に構成したものです（図11.1）。とくに遺伝子解析を伴うヒトゲノム研究の領域では、論文投稿の時点で、ゲノム配列を登録・公開していることが求められるようになってきています。日本でも、政府の委託事業など公的資金を受けて行われる研究プロジェクトでは、研究結果をデータベースへ登録・公開することが求められるようになりました。

　データベースで公開することの目的は大きく2つあります。まずは、貴重な研究資源を多くの研究者で活用することによって、十分に活用されないま

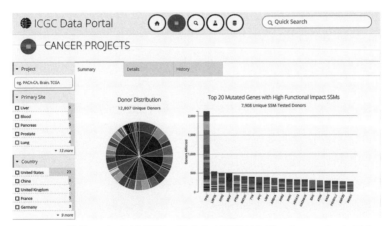

図 11. 1　世界のがん研究機関で構成する国際がんゲノムコンソーシアム（ICGC: International Cancer Genome Consortium）の ICGC Data Portal のウェブサイト。ゲノム情報の解析結果を公開しています。右の棒グラフは、変異をもつ人数が多い順に遺伝子名のリストが 20 位まで並んでいます。グラフ内の色は、がん種と国ごとに分けられています。

版』池内了訳、化学同人、2010 年

ま捨てられてしまうようなデータをなくし、また研究領域の重複による無駄を避け、逆に公開されたデータを通じて領域の近い研究者同士が共同研究を進めることで、より効率よく成果を生み出していこうとすることです。もう1つは、公開することによって透明性や再現性を確保し、公的資金を利用するものとしての説明責任を果たすことです。

　日本国内では、科学技術振興機構（JST）によって設置された、バイオサイエンスデータベースセンター（NBDC）のヒトデータベースがあります（http://humandbs.biosciencedbc.jp/）。NBDC ヒトデータベースは、ヒトに関するあらゆるデータを対象としています。たとえば、先述のヒトゲノムデータのほか、脳の MRI 画像などもあります。登録・公開されるデータは、インターネットを通じて誰でも利用することができるオープンデータと、審査を受けて認められた研究者だけが利用できる制限されたデータとがあります。また、自分の研究データを登録する際には、本レクチャーの前半で述べたように、まずは論文発表によって成果を公表することが重要ですので、論文が発表されるまでの一定の期間、公開が猶予されるしくみもあります。

　こうしたデータの登録・公開、そしてほかの研究者による利用が、円滑かつ安全に進められるよう、NBDC ではデータの共有に関するガイドラインを定めています。

11.3　研究成果の研究対象者・一般社会との共有

1)　研究全体の成果の共有や情報提供

　研究成果の発表は、研究者の業績となるだけでなく、研究をさまざまな形で支える人々への責任を果たす意味でも重要です。近年、研究資金を拠出する機関や企業、また研究費が公的資金による場合には納税者である国民へ向けた説明責任が、研究者に強く求められるようになってきました。そうしたなか、研究活動を評価する項目の一部として、研究成果をどのくらい発表したか（査読つきの論文の出版、海外での学会発表など）、すなわち業績の量と内容が問われるようになってきました。

　人を対象とする研究の場合には、研究に協力してくれた研究対象者への責

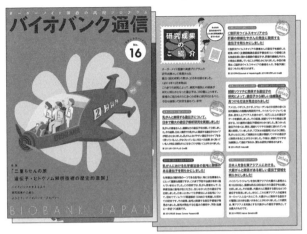

図 11.2　バイオバンク・ジャパンが発行している広報紙「バイオバンク通信」

任もあります。提供された組織や情報がどのように活用され、どのような成果につながったのかを情報発信することは、研究対象者への説明責任を果たし、貢献いただいたことへのお返しにもなるでしょう。近年、将来の研究における利用についてあらかじめ同意する「包括的同意」と呼ばれる方法や（レクチャー3を参照）、バイオバンク（レクチャー2を参照）などを通じて、（妙な言い方ですが）対象者が参加に同意したあとから、具体的な内容の定まった研究が実施される場合が出てきています。そのようなとき、ウェブサイト等を通じて現在行われている研究や提供試料の利用目的を公開することが、研究対象者への情報提供になります（図11.2）。国内の研究倫理指針においても、こうした公開や広報が求められる場合を定めています（レクチャー3、4を参照）。

2)　研究対象者個人の研究結果の通知

　11.2でみたように、研究で得られた成果を学会や論文で公にすることは、専門家コミュニティ、研究を支える人々、そして広く社会に対する研究者としての責務として、すでに広く研究者の間で認められています。2014年時点で、世界中で発行される査読つきの学術雑誌の数は、英語・非英語のものを合わせて3万4,550誌、出版される論文数は250万本にのぼります[4]。一

方では、近年、研究対象者個人に結果を通知することについても議論される
ようになってきました。研究対象者に個人的な結果をお知らせすることは、
研究対象者の知的好奇心の満足や、医学研究全体への信頼につながり、次の
研究参加へのモチベーションになるといったメリットが考えられるようにな
ったのです。とくにそうした議論が活発になっているのが、ヒトゲノム研究
の領域です。究極の個人情報と呼ばれる遺伝情報について、最近では、個人
のすべての遺伝子配列を明らかにする全ゲノム解析が行われるようになり、
研究対象者が知りたい情報や知らせた方がいい情報があると考えられる場合
が出てきたからです。

　しかし、研究というのは、まだ明らかでない、確かでないことを、多くの
データを集めて少しずつ検証していく作業であり、研究で明らかになった個
人の結果＝個のデータから言えることは、概して、かぎりなく少なく、また、
不確かであります。解釈が難しい場合もあります。こうした不確かな結果を
研究対象者に伝えることは、かえって研究対象者の不安をあおることになら
ないかとの懸念もあり、議論があるところです。研究結果とは異なりますが、
研究に参加する最初の段階で行われたスクリーニング検査の結果、たとえば
感染症の検査結果や、高血圧等の診断については、情報がより明確で伝えや
すいと言えるでしょう。

　しかしながら、そうした情報であっても、研究に参加しなければ知ること
のなかった情報であるならば、まず、研究対象者が知りたいかどうかの意思
確認が必要です。研究参加へのインフォームド・コンセントを取得する際に、
研究参加に伴って明らかとなりうる情報を示し、それらについて知りたいか
どうかの意思もあわせて確認しておきましょう。もし、必ず伝えなければな
らない情報について、研究対象者が知りたくないとした場合には、研究への
参加そのものを見直すことも検討せねばなりません。大事なことは、研究へ
の参加の前にそうした情報を提示し、理解の上で協力いただくということで
す。

---

4)　Ware, M., M. Mabe, 2015, *The STM Report: An Overview of Scientific and Scholarly Journal Publishing,* 4th ed., International Association of Scientific, Technical and Medical Publishers.

11.4　知的財産の保護と活用

　あなたの研究成果のなかに、新しい技術やこれまでにない特殊な発明が含まれている場合、特許の取得についても検討する必要があります。特許とは、新たな「発明」をした人が一定期間その発明を独占的に使用することを認める、知的財産権（知財）の1つです。日本の場合、特許庁に登録されます。「発明」とは、「自然法則を利用した技術的思想の創作のうち高度のもの」（特許法第2条1項）です。したがって、新しい物や考えであっても、自然法則そのものの発見や、反対に自然法則を利用していない技術、芸術作品や個人的な技量によるもの、また以前からよく知られた発明などは特許の対象となりません。また特許権は、その発明をした発明者ではなく、特許の出願人が受けるものです。日本では、通常、研究者が所属機関における研究活動＝職務のなかで発明に至った場合（そうした発明を「職務発明」と言います）、所属機関の内部規定によって、特許を受ける権利が所属機関に承継されるよう定められています。この場合、特許権は研究者個人ではなく、研究機関がもつことになります（特許法第35条1項）。

　みなさんが研究活動を行う上ではまず、発明に至る過程や方法、しくみ、機能などについて日付を伴った記録を残しましょう。そして、とりわけ注意が必要なのは、研究成果の発表との関係です。特許を受けるためには、その発明が、① 特許出願前に日本国内または外国において公然知られた発明、② 特許出願前に日本国内または外国において公然実施をされた発明、③ 特許出願前に日本国内または外国において、頒布された刊行物に記載された発明または電気通信回線を通じて公衆に利用可能となった発明であってはいけ・ません（特許法第29条1項、傍点筆者）。つまり、特許を取得したい発明やその元となるアイディア（理論）を、特許出願前に学会や論文で発表してしまうと、公知のものとみなされ、特許を受けられないおそれがあります。今や特許は、研究者や研究機関にとって大事な業績の1つですので、研究機関の知的財産部とも連携しながら慎重に行動しましょう。

11.5　まとめ

　以上、本レクチャーでは、実験が終了したあとに求められる研究者の責任ある行動についてみてきました。研究は、自由な知的活動でありますが、同時に守るべきルールとマナーがあります。あなたの研究がより多くの方に認められ発展するように、そうしたルールとマナーにも目を向けて励みましょう。

（高島　響子）

コラム 10　遺伝子検査ビジネス

　1990 年代後半から、疾患や体質について、個人の遺伝情報に基づいたリスク情報を得られるサービスが広がりつつあります。これらは、医療機関の専門外来で実施される遺伝学的検査とは異なるという意味合いで、「遺伝子検査ビジネス」と呼ばれています。消費者直販型（direct-to-consumer, DTC）の場合には、ウェブサイト上で申し込み、口腔粘膜を綿棒で採取して郵送し、結果を郵送で受け取るスタイルです。他方、エステティックサロンやスポーツクラブなどを経由して検体を渡し、結果を受け取る場合や、診療所を経由して検体を渡し、結果を解説つきで受け取る場合など、医師や解説者を通した販売スタイル（direct-to-provider, DTP）も増えています。また、検査結果を踏まえたサプリメント販売など、2 次的サービスを付加している形態もあります。1990 年に「ヒトゲノム計画」が開始され、人々がおそるおそる遺伝子を明らかにすることと向き合いはじめた時代とは、大きく異なる時代になりました。

　個人が遺伝情報にアクセスしやすくなったことで、市民が自分自身の健康を考え、ヒトゲノム解析研究に関心をもつ機会が増えたことを、好意的に受け取る声もあります。しかし、遺伝子検査ビジネスには、遺伝医療やゲノム医学の専門家から強い批判があります。その最大の批判は、科学的な根拠の不足です。多因子疾患の場合、遺伝要因だけでなく、環境要因による複雑な影響があるにもかかわらず、1 つの項目あたり、わずか 1〜数か所の一塩基多型を調べて「検査」として提供しているためです。さらに、がんや難病などに関連する遺伝子を調べてリスクを伝えることは、医師のみに認められている「診断」に相当するのではないか、という批判もあります。事業者は、これらのサービスは、「検査」や「診断」ではなく、「情報提供」であると説明しています。しかし、確かに、医療機関で実施される遺伝学的検査が、慎重に検証されながら進められているのに対して、遺伝子検査ビジネスはすべての過程を省いて、消費者とつながっているようにみえます。また、消費者には、その違いがよくわからないでしょう。

　社会が信頼して利用できる遺伝学的検査かどうかについて判断する 1 つの基準が、2003 年に米国疾病管理センター（CDC）が提唱した、ACCE モデルと呼ばれる基準です（図、A: analytic validity（分析的妥当性）、C: clinical validity（臨

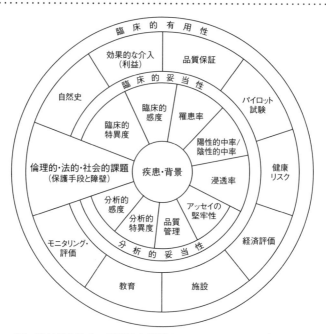

図　遺伝学的検査の信頼性を判断するための ACCE モデル（米国
疾病管理センター、白岩健・津谷喜一郎訳「ACCE によるモデルク
エスションリスト：遺伝子検査の包括的なレビューのために」http://
pgsi.umin.jp/list.pdf を参照）

床的妥当性）、C: clinical utility（臨床的有用性）、E: ethical, legal and social
implications（倫理的・法的・社会的課題））。現在、遺伝子検査ビジネスで販売
されている検査のほとんどは、これらの基準を満たすには遠く及ばず、少数の論
文のみを根拠にしているものや、結果に基づく介入方法についても根拠が不十分
なものが多いようです。

　こうした事態を受けて各国であらためて議論が進み、フランス、ドイツや韓国
のように、一般市民は遺伝学的検査を発注できないとし、DTC 検査を禁ずる法
律を定めた国もあります。一方で、イギリスのように、事業者の自主規制に任せ
ている国もあります。日本では、日本人類遺伝学会が「企業・医療施設による遺
伝子検査の見解」（2000 年）を皮切りに、肥満を中心とした体質検査のインタ
ーネット販売・広告の増加を受けた「DTC 遺伝学的検査に関する見解」（2008

年）、上海のベンチャー企業が子どもの能力に関する遺伝子検査ビジネスを日本
で開始し、メディアが好意的に取り上げたことを受けた「一般市民に対する遺伝
子検査に関する見解」（2010 年）などを公表してきました。しかし、国として
の対応はイギリスに近く、経済産業省が継続的に業界を監視しているほか、業界
団体が自主基準を策定し、基準を満たした企業を認定する制度をつくっています。

　個人的には、DTC 検査を批判して医師による検査に限定したとしても、ヒト
ゲノム解析研究の現状をよく知らない医師らによる DTP 検査が増えるだけで、
本質的な解決には向かわないと考えています。また、事業者を批判している間に
も、すでに事業者には数万人から数十万人分のゲノムデータが集まっており、こ
れらのデータベースをどう管理させるべきかについては、まったく議論が及んで
いません。そこで、まずは一般の人への啓発が大事だと考え、2014 年に「遺伝
子検査を購入しようかどうか迷っている人の 10 か条」をつくりました。CM や
ウェブサイトの広告を見て購入を考えている人には、まずこれを読んだ上で、腹
をくくってほしいと思っているのですが、みなさんはどう思いますか。

1　これは診断ではありません。
2　会社によって答えはバラバラです。
3　研究が進めば、確率は変わります。
4　予想外の気持ちになるかもしれません。
5　知らないでいる権利の存在を知りましょう。
6　知ったあとは戻れませんが、見なかったことにしてもいいのです。
7　血縁者と共有している情報を大切に扱いましょう。
8　強制検査・無断検査はダメ、プレゼントにも不向きです。
9　あなたの DNA やゲノムのデータの行方に関心をもちましょう。
10　子どもには、大人になって自分で選べる権利を残しましょう。

（武藤　香織）

レクチャー 12 | 研究発表の倫理と不正

レクチャーの目標
- ☐ 研究不正や逸脱行為の位置づけについて理解する。
- ☐ 研究の結果への正しい対応を考える。

　医療の進歩には、研究活動を通じた知識の蓄積が不可欠です。それぞれの研究者が自身の経験を誠実に発信し、これを共有したほかの研究者が新たな知見を加えます。知識や事実を意図的に歪曲（わいきょく）して報告した者は、研究者としての信頼を失い、科学活動のメンバーとみなされなくなるなど、重い処分を受けることになります。しかし、人間は意図せずに間違える生物でもあります。何が「不正」であるのか、だれが責任を負うべきなのか、その基準設定は常に議論になってきました。本章では、研究成果の真正さと不正に関する議論をみなさんと一緒に考えていきます。

12.1　CUDOS の原理とリアル・サイエンス

　現在、アフリカを中心にエボラ出血熱が猖獗（しょうけつ）を極め、大きな国際問題となっています。医療者や研究者が連携して、少しでもこの不気味で残酷な疾患の病原体についての知識を積み重ねるため、懸命な研究が続けられています。そして、いくつかの学会やジャーナルを通じて、最新の知見が無料で公開されています。こうした情報共有は、このように必死な思いで得られた知識をしっかり集め、ほかの医療者や研究者が治療方針や新たな医薬品開発を検討するのに役立てようという取り組みなのです。

　このように、人類を脅かす世界的な問題について英知を結集して立ち向かう姿は、医学研究における情報共有の象徴的な事例です。20 世紀に活躍したアメリカの社会学者ロバート・マートンは、科学が共通してもつ規範を、"CUDOS" と略される 4 つの理念に整理しました[1]（表 12.1）。成果の公開

表 12.1　マートンによる科学の規範（Merton, 1973 を改変）[1]

成果の共有（Communalism/Communism）	研究の恩恵は社会で共有されるべき
普遍主義（Universalism）	科学は権力や国境から自由
無我、利害の超越（Disinterestedness）	科学は真理の追究のため
系統的懐疑（Organized Skepticism）	権力を排除し、常に検証し続けること

や共有の意義、および系統的な懐疑主義が主たる軸となっています。冒頭の
エボラの事例に限らず、多くの雑誌では、一定の基準をクリアすればベテラ
ンの研究者も学生も平等に発表の場が与えられ、またお互いの結果を検証し
合う機会が保障されています。

　ただ、こうした整理はあくまで理想的な姿であり、科学の知識の生産と流
通はもっと複雑な価値観が関係しているはずだという指摘もあります。物理
学者のジョン・ザイマンは CUDOS に代わる PLACE の原理を提案していま
す[2]。彼によると、科学研究の成果は必ずしも普遍的に共有されてきたわけ
ではなく、往々にして独占される傾向にある（Proprietary, Local）というの
です。また、科学活動は自由に展開されるのではなく、権威主義的であるこ
と（Authoritarian）、また種々の知識は利害関係による影響を受けやすいこ
と（Commissioned）、専門分化が進むなかでは、それぞれの専門的判断に依
拠する場面も多く、こうした判断について懐疑的な姿勢がとられることなく、
鵜呑みにされることも多い（Expert work）、とも指摘しています。

　みなさんの科学研究に対するイメージはどのようなものでしょうか。残念
ながら、最近、他の研究分野と同様、医学研究でも研究活動の不正が相次い
で発覚しています。本来、知識を生産し、社会に貢献することが期待される
科学活動の営みが、ほかの要因によって影響を受け、またその知識自体が操
作されているという懸念が日本でも存在しています。

---

1)　Merton, R. K., 1973, "The normative structure of science," *The Sociology of Science,* University
　　of Chicago Press. (1942 年初出)
2)　ジョン・ザイマン『縛られたプロメテウス─動的定常状態における科学』村上陽一郎訳、シュ
　　プリンガー・フェアラーク東京、1995 年

12.2　典型的な不正

　冒頭に述べたように、科学活動における知識の交換は、お互いの活動への信頼に大きく基づいています。科学研究の成果は主に雑誌において論文の形式で発表されますが、多くの読者、そしてこうした論文の掲載の可否を判断する編集者や査読者も、その研究の実験がどのように行われたかを文面から想像するだけであって、実際に現場を見るわけではありません。研究者が真正で誠実な報告を自主的に行うことが現在の科学研究の発表の前提になっているわけです。それゆえ、これから逸脱する行為は科学のプロセス全体への大きな挑戦と位置づけられます。研究者が不正を行ったとみなされた場合、その個人はプレイヤーとしての根本的な資質を有しない存在とみなされることになり、その研究者がそれまで手がけた研究成果も信用を失うことになります。

　たとえば、国際医学雑誌編集者委員会（ICMJE）によって示されてきた代表的な出版基準である「バンクーバー規定」は、「不正論文が発覚した場合、その著者による過去の研究も、その妥当性が疑わしい、定かでないとみなされる」としています（2022 年改訂版）。自然科学系のノーベル賞が個人を対象にしてきたように、科学の世界では個人が活動主体です。発表した最初の人間がその発見の功績を称えられ、その名誉を得ることと同様に、犯した行為に関する責任も個人が引き受けることになります。かくも大事な処分を受ける以上、どの行為を行えば不正とみなされるべきか、どこまでその責任が及ぶのか、これらの点にも長い議論の経過があります。

　典型的な不正として知られているのが「FFP」と略される 3 つのカテゴリーです。すなわち、捏造（Fabrication）、改ざん（Falsification）、そして盗用（Plagiarism）であり、アメリカの法律で採用され、またほかの国でも参照されるようになった類型です（表 12.2）。これらは主に論文の不正に関連して検討されることが多いですが、当初の定義では、研究結果の報告に関する FFP のほか、研究の提案、研究の実施、研究の省察の諸段階のものも含むものと位置づけられています。たとえば、研究資金を獲得することだけを考えていいかげんな研究計画書をつくることは、それ自体が不正とみなされ

表 12.2　捏造・改ざん・盗用 [3]

捏造（Fabrication）	データや結果をでっちあげ、それらを記録し報告すること。
改ざん（Falsification）	調査対象、装置、プロセスなどを操作したり、データや結果を意図的に変更したり除外すること。
盗用（Plagiarism）	他人のアイディア、プロセス、結果、言葉などを適切な了承を得ずに流用すること。

る可能性があります。

12.3　誠実な研究活動中の間違いとの区別

　すでに述べたように、不正として認定されることは、研究者生命にとって死活的です。したがって、どこからが「不正」に区分されるのか、その線引きは重要な問題です。研究活動は専門性が高く、自由な発想や独創性が尊重される活動でもあります。場合によっては、研究者の独創的判断と逸脱行為との区分が難しい場合も出てきます。また、研究活動が人間の試行錯誤の末に実施される以上、結果的に正しくない処理をしてしまうことも起きるでしょう。これらすべてを「不正」とし、関連する研究者が排除されてしまうとなると、研究者は萎縮し、研究活動は単調で新鮮味のないものになってしまうかもしれません。

　とくに重要なのが間違いと不正との区分です。研究活動の成果は主に研究者コミュニティを中心に運営されている雑誌を通して、論文として公表されますが、こうした論文の内容が真正さに欠く場合、論文は後から撤回されることになります。近年、こうした科学論文の撤回が急増しています。たとえば、アメリカ国立医学図書館が収集する PubMed データベースでは、1 年間での撤回件数が、1995 年では 20 数件、1997 年では 50 件ほどであったところ、2007 年には 150 件、2009 年には 300 件に達しています [4]。こうした「正しくない」研究について、個人はどこまで責任を負うべきでしょうか。

　表 12.3 は過去の論文撤回の事由の割合を示しています。これを見るかぎ

3)　ニコラス・ステネック『ORI 研究倫理入門』山崎茂明訳、丸善、2005 年
4)　Van Noorden, R., 2011, "The trouble with retractions," *Nature* 478: 26-28.

156

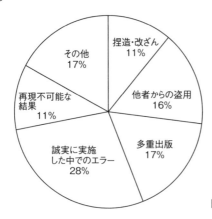

- 捏造・改ざん 11%
- その他 17%
- 他者からの盗用 16%
- 再現不可能な結果 11%
- 多重出版 17%
- 誠実に実施した中でのエラー 28%

図 12.3　論文撤回事由の割合 [4]

り、捏造や改ざん、盗用が一定の割合を占めていますが、それでも間違いによる撤回がかなり大きな割合を占めていることがわかります（誠実に実施した中でのエラー、honest error）。人間が研究をする以上、間違いはありうることであり、このことがその研究者に害意があったことと混同されるべきではありません。

　上記で紹介したアメリカの法律は、不正の認定の際、「広く受容されている慣行からの逸脱」および「行為が意図、認識して、又は深慮なくなされた場合」に該当することが根拠に基づいて示されるべきだとしています。一方で、単に「誠実に実施した中でのエラー」や意見の相違があるというだけでは不正に該当しない、ともしています。人間が行う活動である以上、一定の間違いは起きるものです。無論、それが「間違い」であったことを示す根拠とその証明が必要になります。こうした条件が採用されるまでには長い議論の経緯があり、現在でも不正とそうでない場合の境界について個々の事案ごとに慎重な検討が必要となります [5]。日本でも、少し前のSTAP細胞をめぐる議論（コラム 12 を参照）では、不正の認定範囲が争点になりました。

　研究不正をめぐっては、不正を特定し責任を追及するという方向性に偏ることなく、不正に該当しない個人をそうした疑いから守るという視点もバランスよく考慮される必要があります。そして研究者として自分と他者を守り、

---

5)　井上悠輔（2015）「研究不正と研究者の注意義務」『薬学図書館』60(3): 205-212

> Box 12.1 捏造・改ざん・盗用以外の問題行為の例[6]
> ・主要データの不十分な期間の保管
> ・研究結果に関する不完全な記録
> ・不適切なオーサーシップ
> ・発表論文で用いた研究素材を他の研究者に使わせないこと
> ・統計や計測の手法を不適切に用いて研究結果を誇張すること
> ・不十分な指導あるいは下位者の搾取
> ・憶測について真実味をもたせる表現をしたり、初期段階の結果を他の研究者が検証できるデータを明示しないまま（とりわけ報道媒体などで）公表したりすること

またひいては研究活動全体への信頼性を保つためにも、研究手法の習熟のみならず、誠実な記録・報告に心がけてください。

12.4 その他の逸脱行為

　研究の不正はより大きな射程から検討されることもあります（Box 12.1）。たとえば、FFP のほかに、不適切な発表形態として、以下のものがあります。これらは読者や編集者、査読者の誤解を招きやすい行為であり、状況によっては不正と同等の扱いを受けることがあります。

1）　オーサーシップ（論文の著者は誰か）

　現代の科学において、最初から最後までをたった 1 人で行う研究者というのは、非常に稀でしょう。多くの場合は、複数の研究者で、学生であれば教員やチューターの指導を受けながら行います。そうして得られた成果を論文にまとめる際は、まず著者として掲載される関係者の範囲が問題になります。前述の ICMJE によれば、論文に実質的な知的貢献を与えた者が著者に名を

---

6)　Panel on Scientific Responsibility and the Conduct of Research, National Academy of Sciences, National Academy of Engineering, Institute of Medicine, 1992, *Responsible Science*, Vol. 1, *Ensuring the Integrity of the Research Process*, p. 224.

表 12.3　オーサーシップの逸脱事例

ゴースト・オーサーシップ	著者の資格がある寄与をしたにもかかわらず、著者として名前が載らないこと。
ゲスト・オーサーシップ	研究に寄与しないにもかかわらず、著者として名前が現れること。
ギフト・オーサーシップ	ゲスト・オーサーシップの中でも、研究室の責任者など立場が上のものの名前を著者に入れること。名誉のオーサーシップとも呼ばれる。

連ねることができ、また著者に名を連ねる者は、出版される内容に責任をもち説明責任を有することをよく理解しなければなりません。ICMJE の勧告によれば、著者は以下の 4 つの要件をすべて満たす人物であるべきであり、かつ、この 4 つすべてを満たす人物は著者となるべきとされます。

① 構想および研究のデザイン、データの取得、分析または解釈において相応の貢献がある
② 論文を作成または重要な知的内容に対し批判的な見直しを加えた
③ 出版される最終原稿を承認した
④ 研究のいずれの部分についても、正確さと公正さに関する疑義が適切に調査され解決されることを保証するために、研究のあらゆる側面について説明責任を有することに同意する

一方、表 12.3 の各状況はこうした要件に反したものであると言えます。

　雑誌によっては、複数いる著者のそれぞれが、研究のなかで何を担当したかについて、詳しく記載を求めるものもあります。とくに複数の機関で行う共同研究の場合には、何十人もの研究者がかかわることもありますから、論文化の際はオーサーシップが非常に重要な問題となりえます。大きな研究プロジェクトでは、研究の開始時に相談しオーサーシップについての取り決めをする場合もあります。また、グループとして著者になる場合（グループのメンバーは別途特定）もあります。一般に、発表内容にもっとも貢献した人が筆頭著者（first author）になります。責任著者（corresponding author）は、投稿、査読、出版のプロセス、また発表された内容に対し第一義的に責任を負います。かつて慣習として、研究室の研究者全員を著者に載せること

も行われていましたが、現在ではこのような方法は推奨されません。著者資格の基準を満たさないが研究に貢献した者については、謝辞に挙げることで論文上に示すことが可能です。

2) 多重投稿・多重出版

　多重投稿・多重出版とは、雑誌に知らせずに、または同意を得ていないまま、すでに活字や電子媒体により掲載された論文と大部分が重複する論文を、2つ以上の雑誌に同時に、あるいはあとから投稿・掲載することです。論文数を増やそうとする不適切な動機があれば当然問題ですし、モラルの面だけでなく、先に出版された論文の著作権が出版社にあれば、著作権の侵害という違法行為になります。すでに出版された自身の論文をほかに使用したい場合（たとえばウェブサイトに掲載したいなど）は、必ず著作権を確認しましょう。ただし、雑誌に投稿し却下された論文を別の雑誌に投稿する場合や、学会発表のみ行っている未出版の論文、記録集またはそれに類似する形式での掲載が考えられている論文を雑誌に投稿する場合は、多重投稿に該当しません。

3) 分割投稿・サラミ出版

　分割投稿・サラミ出版（salami slicing）とは、1つのまとまりある研究や調査のデータを分割し、複数の論文に分けて投稿することです。たとえば、皮膚がんのモデルマウスと健康なマウスの比較実験を行った際に、検証したい仮説に対してエンドポイントを3つ設定し、それぞれの結果を別の論文として投稿するようなことは、分割投稿にあたるでしょう。こうした行いは、研究の科学的妥当性を損ない、また編集者や査読者の貴重な時間を無駄にすることになるので、避けなければなりません。他方、人口動態統計や数万人規模のコホート研究など、大規模調査の場合には、1つのデータセットのなかから多くの研究成果が発表されることもあるでしょう。

　その他、より広い不正の概念としては、個人へのハラスメントや指導形態などの立場を利用した不適切な作為、あるいは学生を指導せずに放置してい

る（不作為）なども重要な問題です。また、研究資金を本来の用途に回さずに不適切に管理することは、とくにそれが公費による研究の場合には、法令違反として罰せられる可能性があります。

12.5　不正の防止と対応

　研究上の不正は、どうして起きるのでしょうか。個人の知識や経験の不足を指摘する声もありますし、研究者の疲弊や、問題行動を誘発している現在の制度や経済状況に問題があるという指摘もあります。強調しておきたいことは、研究不正は、未熟な一部の若手研究者のみの問題ではないということです。

　この点について、アメリカでの興味深い調査があります。若手の研究者（主にポスドク研究者）とさらにキャリアを積んだ中堅の研究者の合計7,000人（うち約半数が回答）を対象にして、各自が経験した過去3年間の自他の逸脱行為について調査したものです[7]。これによると、問題行動を起こしているのは若手研究者だけではなく、これを指導・監督する機会の多い中堅の研究者も多くの問題行動を経験していること、そしてまたそうした問題行動の内容も立場に応じて変化していることが指摘されています（表12.4）。回

表 12.4　自他の逸脱行為 [7]

問題ある行動の 10 例	計（%）	中堅（%）	若手（%）
① データの改ざんや加工	0.3	0.2	0.5
② 重要な被験者保護要件の不履行	0.3	0.3	0.4
③ 関連企業との利益相反の不適切な非開示	0.3	0.4	0.3
④ 学生や被験者、依頼者との不適切な関係	1.4	1.3	1.4
⑤ 他者の発案の盗用	1.4	1.7	1.0
⑥ 秘密情報の無断利用	1.7	2.4	0.8
⑦ 自身の過去の成果と矛盾するデータの隠匿	6.0	6.5	5.3
⑧ 被験者保護に関する一部の要件の不履行	7.6	9.0	6.0
⑨ 他者による欠陥データ使用や問題解釈を放置	12.5	12.2	12.8
⑩ スポンサーの意向を受けた計画・方法・結果の改変	15.5	20.6	9.5

7)　Martinson, B. C., M. S. Anderson, R. de Vries, 2005, "Scientists behaving badly," *Nature* 435: 737-738.

答者の 3 割の研究者が、この 3 年間の間に 10 の問題行動のいずれか 1 つに関与した経験があると答えたことも注目されるべきでしょう。研究活動における規範からの逸脱行為は、特定の年代層に限定される問題ではなく、また個々の研究者が置かれている状況や行使できる判断の範囲に応じて異なる問題が生じうるということが示唆されているのです。

　従来、こうした不正行為に関与する研究者は特殊な個人であり、またきわめて例外的な存在であるとされてきました。こうした個人は「腐ったリンゴ」にたとえられ、該当する個人を特定し、排除すればいいという発想で問題への対応がはかられてきました。

　近年、こうした「悪い人が悪いふるまいをするのであり、善い人は善きことをする」という、研究者の性格が生来のものであるという捉え方は「あまりに状況を簡略化しすぎた見方である」と批判されるようになりました[8]。研究者の不正行為は、周囲の環境要因との複雑な相互作用により、個人の弱さや偏りが顕在化し、最終的に実際の行為に帰結するものであり、「不適切な行いに与しやすい人、なびきやすい人が一定数いて、そのなかからほかの外的要因の影響により、その傾向がさらに強められ、ひいては実際の不正行動に及んでしまう」という観点が提唱されています。実際に研究不正として特定された事案以外にも広範な予備群が存在しているということ、そしてこうした弱さが実際の行為につながることを助長する外的要因の影響も考える必要があります。

　こうした不正への対応の出発は、不正の問題を自身の問題として考えることから始まります。これまで述べたような逸脱行為に関与したとされる人々のなかにも、研究不正に関する教育を受けていた人や、さらには教育者としてこうした課程を運営した人が少なからず含まれていることも指摘されています。今日の研究環境は激しい競争環境であり、個々の研究者へのプレッシャーは非常に高いものがあります。それでも「いかに不正を起こしやすい環境であろうと、不正を行うのは科学者自身であり、不正は科学者個人の責任」[9]とあるように、不正への関与が認定された個人の信頼回復は容易では

8)　OECD, 2007, "Report from the Workshop on Best Practices for Ensuring Scientific Integrity and Preventing Misconduct."

なく、それゆえ自分の成果と自分の名前をどう守るのか、個々人の問題とし
て考える必要があります。

　とはいえ、本人が心がけていたとしても、結果的に不正に巻き込まれると
いう事例もありえます。こうした事態への対応の一環として、研究の終了後
も、研究の記録、研究に用いたサンプルやデータを一定期間保管しておく、
というルールが提案されるようになってきました。たとえば、「論文等の形
で発表した研究成果に対して、後日、万が一にも研究不正の疑念がもたれる
ようなことが生じた場合に研究者が自らその疑念を晴らすことができるよう
研究にかかわる資料等を適切に保存しておくことは、共同研究者や所属研究
機関及び研究資金提供機関に対する責任」（日本学術会議「科学研究における
健全性の向上について」2015 年）から支持される、というものです。従来、
科学研究では研究成果の再現性を他者が将来検討できるよう、データや試料
を保管することが一部で慣行となっていました。今日では、研究不正の追及
あるいはその疑念の払拭という新たな文脈からも、研究素材の保管が求めら
れるようになったということです。また、研究の記録や試料の管理に関する
役割・責任の明確化をはかること、研究や論文執筆の進捗についてメンター
（指導者）や同じ研究チームの人とこまめに共有し、お互いの作業の孤立を
回避することも提案されています。

12.6　まとめ

　研究活動は、高邁な理想を掲げ世代をまたいで展開される壮大な活動であ
り、同時にひとりひとりの人間の地道な取り組みによって動く活動です。間
違いは誰にでもあります。そうした間違いがあったときは、誠実にそれを認
め、関連する情報を明確に修正したり、撤回したりする姿勢が必要です。こ
のこと自体は不正ではなく、これらも含めて人間の文化としての研究活動を
形成しています。一方で、事実を意図的に捻じ曲げたり、隠蔽したりする行
為を研究社会は許しません。学生のみなさんも、高名な研究者も、論文上で

---

9)　科学倫理検討委員会『科学を志す人びとへ―不正を起こさないために』化学同人、2007 年

は同じ舞台に上がることになり、ほかの研究者によって等しく評価されることになります。こうした基本的なルールを理解して、よきプレイヤーとして研究活動を楽しんでください。

（井上　悠輔・高島　響子）

コラム11 「STAP細胞」と研究不正

　2014年1月、日米の研究者チームが、マウスの細胞を弱酸性の液体で刺激することで、多能性を有する細胞に変じることに成功させたと発表しました（*Nature* 505: 641-647, 676-680）。きわめて簡単な外部の刺激により細胞の性質を変え、分化能力を獲得させる手段が見出されたとして、著者たちはこの手法により得られた産物を「外因による刺激により多能性を獲得した細胞」、すなわち「STAP細胞」（刺激惹起性多能性獲得細胞）と命名しました。

　人為的に多能性幹細胞を作製することは、発生学に新たな知見をもたらすのみならず、たとえば患者の損傷部位の補塡など、成果の実用化や経済的効果にも期待をもたらすものであり、日本でも国を挙げた研究支援がなされています（レクチャー8を参照）。冒頭の研究チームの成果は、この分野において、従来の手法をしのぐ新しい手法を見出したものとして、その優位性が過剰なまでに強調されました。またこの成果を主筆したO氏の私生活や研究スタイルが、親しみやすさや美談とともに喧伝された点にも特徴がありました。

　しかし、論文中の複数の画像に人為的な加工の形跡があるなど、データの不自然さが早い段階で指摘されました。データの不自然さに関する懸念がインターネット上で表明され、その後の調査活動の始動に大きく影響した点にも特徴があります。

　O氏が所属する研究機関が設置した調査委員会により上記の指摘の一部が追認され、状況を認識した著者らによって当該論文は撤回されました。また、調査の過程で、世界的に知名度のあるベテラン研究者が事実を十分に確認しないまま論文執筆に参加していたことも明らかになりました。

　一方、研究結果に対する研究者の注意義務と責任の範囲は論点として残りました。これらがO氏らの恣意的な逸脱行為であったのかどうか、この経過を裏づける物証は現在も見出されていません。ただ、著者らがほかの雑誌の編集者からも上記のような問題の指摘を受けていたにもかかわらず、これらの懸念に対する対応をすることなく、また説明をすることなく、投稿を繰り返した点は認定されています。

　今回のような研究慣行からの逸脱事例は、特異な事例ではないかもしれません。たとえば、この論文がこれほどまで注目される成果でなければ、上記のような問

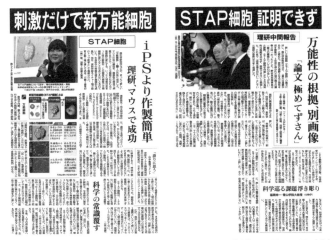

図　STAP 細胞をめぐる報道（2014 年 1 月 30 日（左）、3 月 15 日（右）、
朝日新聞朝刊 1 面）

題は明るみに出なかった可能性があります。また、結果の不自然さについても、
これほど画像データを多用した研究成果でなければ、特定は難しかったかもしれ
ません。このほか、この事案では、結果の検証を妨げる不十分な記録、および公
私の判別の難しい形式での情報管理、試料の流通の不透明さなど、周囲の問題も
指摘されています。また、研究費の獲得競争や若手研究者の不安定な就労環境を
背景として指摘する声もあります。レクチャー 12 でも触れたように、研究報告
の多くのプロセスはお互いの活動への信頼関係で成り立っています。一部の報告
についてこうした信頼に反する重大な問題が明らかになると、ほかの研究成果に
関する信頼も影響を受けることになります。

　この事案によって、研究不正は決して特定の個人の例外的な問題ではなく、潜
在的な発生要因への対応が必要であることが、日本でも認識されるようになりま
した。2014 年には、研究者が所属する機関の管理責任を追及できる不正ガイド
ラインが施行されました（たとえば文部科学省「研究活動における不正行為への
対応等に関するガイドライン」）。一方、個々人の逸脱行為の防止の具体的なあり
方については、引き続き課題となっています。

（井上　悠輔）

医学研究の信頼性と利益相反

レクチャーの目標
☐　研究活動の信頼性をめぐる議論の基礎を学ぶ。
☐　利益相反に関する自己申告や公表の手順を知る。

　本レクチャーでは、医学・生命科学に関する研究における利益相反とその管理のあり方について学びます。この問題意識の背景には、研究活動が誠実に実行されていないのではないかといった、研究者間や社会の不安や懸念の高まりがあります。研究者の行動やその成果の発表の妥当性や真正性は必ずしも自明なことではなくなり、自身の研究活動に対する疑念に応じ、その信頼性を立証し、また説明するための責任が強調されるようになりました。

13.1　研究資金と契約

　研究室で得られた成果が人々に広くいきわたるためには、産業活動を通じた品質保証、安定的な製品開発と供給によって支えられる必要があります。企業が有するノウハウや資本はまた今日の医学研究にとっても無視できません。図 13.1 は、国内での医学研究の代表的な機関が、どのような資金に基づいて研究活動を実施しているかを表しています。日本の主たる医学研究機関において、活動の原資の半分は民間企業からの協力によって成り立っていることになります。寄付金のように自由な取り扱いができる資金もあれば、共同研究や受託研究のように、双方の関心や目標を踏まえて、特定の契約に基づいて運用される研究資金もあります。厚生労働省や文部科学省のような公的機関の資金をもとにした研究であっても、省との契約によって利用の方向性や目標に条件が設定されることもあります。

　このように、医学研究では、研究者が外部の支援者や協力者との関係に基づいて、お互いの利害関心に配慮しながら研究を進める場面が生じることが

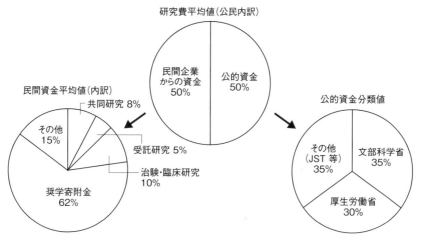

図 13.1　学術研究機関における医学研究の資金源（大学医学部・国立高度専門
　医療センターを対象に調査、うち 66 機関回答、医学研究 COI マネジメントに
　関する研究班、2011 年）

あります。多くの場合、お互いの関係は健全なものです。しかし、レクチャー12 で指摘したように、現在の科学活動の営みには、利害関係もつきものです。実際に、医学研究では、研究資金の提供元に配慮するあまり、患者・研究対象者への配慮や研究の誠実な実施がおろそかにされたり、不当にゆがめられたりした事例が指摘されるようになってきました。

13.2　主な問題事例

　外的な利害関係の存在が研究の進行に及ぼした代表的な事例として、1999 年に起きた「ゲルシンガー事件」が知られています。ゲルシンガーとは、アメリカでのある遺伝子治療の臨床試験に参加中に死亡した研究対象者の少年の名前（Jesse Gelsinger）です。この試験を行った医師はこの計画の代表研究者であり、同時に、遺伝子治療の試験に使用するベクター（アデノウイルス）の使用法に関する特許を保有している人物でもありました。彼はまた、研究のスポンサー企業の設立者でもあり、大学の運営関係者にもこの企業の株を積極的に購入して支援している人がいました。

　臨床試験は新しい治療法の開発をするための段階であり、残念ながら研究
対象者が不幸な転機をたどることもあります。ただ、この事件の場合、この
研究代表者が、この製品や企業利益を守る観点から、この少年の病態の変化
に際して適切な措置を講じなかった可能性が指摘されています。この事件は
後に裁判になりましたが、その過程で、この医師が危険性を知りつつ試験を
強行した疑いや、計画書に照らして適切でない研究対象者を試験にリクルー
トした点、不十分なインフォームド・コンセントの実施、有害事象の発生後
の連邦当局への報告の遅滞などが指摘され、研究者が有していた上記の利益
関係による影響が疑われました。当該企業と関係の深い大学関係者も多く、
大学側の事前手続きや事後対応の中立性や妥当性が適切に保障されていなか
ったとする指摘もあります。

　日本でも、2004年に、企業の臨床試験の運営に参加した大学教員・担当
医が、この企業の未公開株を購入し、上場当日に売却して相当額の収入を得
ようとしたとする指摘があり、「利益相反」という言葉が日本でも注目され
るきっかけとなりました。

　こうした利害関係による成果発表への影響も懸念されています。研究者は
自身の成果の共有について特別な責任があることはレクチャー11や12で触
れましたが、近年、研究者が資金提供者の期待に反した特定の成果を隠蔽し
たり、正確な報告をしなかったりする問題が指摘されています。たとえば、
アメリカで、臨床試験の成果報告の傾向を検討した論文によれば、一定期間
のうち、企業が資金提供した試験の約9割が試験対象となる製品の「よさ」
や肯定的な結果を示すもの（ポジティブデータと言います）であったとされ
ています。一方、企業から資金助成を受けていない試験では、そうしたポジ
ティブデータの発表は全体の5割程度でした。つまり、企業が助成する研究
では、試験した医薬品の価値を肯定する結果に偏りがちである、という指摘
です[1]。

---

1)　Bourgeois, F. T., S. Murthy, K. D. Mandl, 2010, "Outcome reporting among drug trials registered in ClinicalTrials.gov," *Annals of Internal Medicine* 153: 158-166.

13.3　利益相反とは

　上記のように、専門家や専門職としての本来の職務や目標に関する判断が、二次的な利益によって影響を受けやすい状況を指して、「利益相反」と言います。これは、"conflict of interest" の日本語訳であり、「主たる利益に関する専門職的判断が二次的な利益によって影響を受けかねない状況」[2]を広くさすものとされています。ここで利益（interest）というのは狭義の「利潤」「もうけ」（profit）ということではなくて、当該研究を取り巻く多様な利害関係、関心事を広く含むものとしてお考えください。研究者のみなさんが、計画の企画立案から実施、研究結果として公表するまでの長い道のりのなかで、研究に影響するさまざまなファクターをどうコントロールするべきかが問われています。

　医学研究における「主たる利益」については、研究活動の誠実な履行という観点から、研究の性格に応じた検討が必要になります。表 13.1 では検討するべき利益・関心事の代表例とこれに関係する国内の主要文書・方針を示しています。たとえば、日本医学会が加盟する諸学会に示したガイドラインは、研究成果の中立性や公正さを第一の関心事とし、ほかの利益関係からこうした価値をどう守るかという問題意識によるものです。一方、研究対象者への配慮や公的な研究費の誠実な執行の観点からも方針が示されています。

表 13.1　利益相反に関連する各種ポリシー

主たる利益・関心事	関連する文書・方針の例
研究の中立性、公正さ	・日本医学会利益相反ガイドライン（「医学研究の COI マネージメントに関するガイドライン」） ・各ジャーナルの投稿規程
研究対象者保護	・世界医師会ヘルシンキ宣言（2000 年の改訂以降） ・各省による研究倫理指針（ヘルシンキ宣言を踏襲）
公的研究費の適正な使用 その他	・厚生労働省研究費に関する利益相反管理指針（2008） ・兼業・副業の届け出（職務相反） ・各種専門職（日本医師会指針等） ・業界の取り組み

---

2)　Thompson, D. F., 1993, "Understanding financial conflicts of interest," *New England Journal of Medicine* 329: 573–576.

研究者は研究活動の性格に応じて関連するガイドラインに沿った対応が求められることになります。次では、これらのガイドラインで示されている代表的な管理手法についてみていきましょう。

13.4　利益相反の制度的な管理

　冒頭でも触れましたが、医学研究は多くの知識と技術を集約して展開される複合領域であり、学術研究者のみの努力で進展できるものではありません。またこうした成果が社会に還元されるためには、企業や医療者を含む、多くの当事者の参画が必要になります。それゆえ、「利益相反が皆無の者だけに学会の重要な役割を託すことは舵を失った船に運命を託すに等しい」[3]という指摘のように、こうした利益関係を一概に否定し、排除することは適切ではありません。

　一方、上記の事例にあるように、利害関係を有する研究者が研究活動を杜撰に運営しているという表見（見かけ）が形成されてしまう可能性があります。こうなると、人々の信頼を回復することは容易なことではありません。とりわけ医学研究は、これまでのレクチャーでもみてきたように、人々の協力によって支えられており、また多額の公的資金が投入されていることもあって、人々の信頼がその安定的な展開には欠かせません。

　利益相反への対応策として、現在日本で主にとられているのが、「反証可能な推定」といわれる手法です。これは、研究者の自己申告・説明責任を強調する考え方に立っているものであり、アメリカの大学の医学部団体が採用してきた手法を参考にしています。上記のような表見による信頼の低下を抑え、また利益関係の正当性や必要性を説明できるよう、研究者に自主的な申告・公表の機会を保障するというものです。あくまで自主的な対応が基本ですが、こうした報告や申告に消極的な場合、利益相反の影響について不利な推定がなされることがあります。

　たとえば、研究活動自体が中立的に行われているかどうかという観点から

---

3)　中西洋一・高山浩一（2008）「がん臨床研究の利益相反」『血液・腫瘍科』57(5): 569-574

は、研究成果を報告する際に自身の利益関係を公表することが多くなりました。雑誌での投稿規定や学会での口頭やポスターでの発表時に、研究者が自身や所属する研究室に関する利益関係を開示している光景は一般的になりました。また、研究対象者保護の観点から、特定の利益関係によって研究対象者への配慮に影響が出ていないか第三者が確認できるようにするために、倫理審査のための研究計画書で当該情報について自己申告をするほか、研究対象者の候補者に対して自身の利益関係についての情報を開示することが求められるようになりました。

　開示された情報は、第三者によって評価されることになります。これらには個人的な情報も含まれる可能性があり、研究者自身のプライバシーへの配慮も必要になります。機関によっては、委員会形式（利益相反管理委員会など）でこれを評価し、必要に応じて対応を合議する場合もあります。たとえ

Box 13.1　厚生労働省「厚生労働科学研究における利益相反（Conflict of Interest: COI）の管理に関する指針」（2008 年）より抜粋

5　COI（利益相反）の管理

　機関の長は、COI 委員会等の意見等に基づき、COI に関し、機関としての見解を提示して改善に向けた指導、管理を行う。指導、管理の内容は、案件に応じて、例えば、以下のようなものが考えられるが、これらに限られるものではなく、また、案件によって適・不適があるため、各 COI 委員会等において、個別の研究課題及び COI の状況等を踏まえ、適切な管理の方法を検討し、それに基づき機関の長が適切な指導、管理を行う必要がある。なお、適切な情報の開示等透明性の確保には十分留意する必要がある。

　（1）　経済的な利益関係の一般への開示
　（2）　独立した評価者による研究のモニタリング
　（3）　研究計画の修正
　（4）　COI の状態にある研究者の研究への参加形態の変更
　（5）　当該研究への参加の取りやめ
　（6）　経済的な利益の放棄
　（7）　COI を生み出す関係の分離

ば、厚生労働省のガイドラインでは、具体的な対応の手段として、Box 13.1
のような例示がなされています。研究者と外部の関係者との役割分担が不明
確であり、とくに研究の中立的な進行や成果への影響が懸念される場合には、
研究計画や分担の変更などが勧告されることになります。

13.5　利益相反の自主的な認識

　利益相反への制度的な対応は発展途上にあり、上記に述べたような情報の
開示にも限界があります。たとえば、これまでの利益相反の申告内容は、一
定の金銭の額で機械的に決定されることが多かったのです（受領額が 30 万
円を超える場合にその旨を申告すること等）。金銭的価値は広く用いられる
価値基準ですが、人々の価値観はさまざまです。金額の多寡は利益相反につ
いての表見を解消するには十分な基準とは言えません。

　近年、日本で明らかになった事案では、研究者が、自身の研究活動に関連
して利害関係者から「労務提供」、つまり研究の運営や解析作業といった労
働力の提供を受けていたことがわかってきました。とくに利害関係を有する
営利組織からの労務提供は、真に学術的な支援としての労務なのか、あるい
は営業活動の一環なのかが曖昧になりがちです。たとえば、国内の慢性骨髄
性白血病の治療薬に関するある多施設共同臨床試験では、医薬品の製造企業
の従業員が、患者の情報を知るための調査票の作成や入力支援に始まり、結
果の運搬や保管、学会発表の資料作成のためのデータ集計や解析に至るまで、
臨床試験の運営に幅広く関与していたことがわかりました。こうしてまとめ
られた試験の中間結果が、上記のような関与の事実を明示しない状態で、同
企業によって宣伝素材に使われていたことも判明しています[4]。こうした労
務の提供は、従来の金銭関係に関する自己申告要件ではカバーできない問題
でした。

　研究計画の進行や運営についての利害関係者への過度な依存は、研究の中
立性や真正性を疑わせるものです。実際に、ディオバン事案では、学術機関

---

4)　慢性骨髄性白血病治療薬の医師主導臨床研究である SIGN 研究に関する社外調査委員会「調査
　報告書・公表版」2014 年 4 月

の研究者が企業関係者に解析作業を担わせ、結果的にデータの改ざんが行われたことが指摘されています。本稿の執筆時点で、この解析者やその企業側の責任が法廷で追及されていますが、本来、研究者側にも自身の研究活動を守り、またその結果が社会に及ぼす影響を認識して行動する責任があったはずです（コラム 13 を参照）。

　すでに述べたような制度上の手順に対応しつつ、研究の誠実な実施は、最終的には研究者本人によって確保され、守られる必要があります。研究者は自身の本来のミッションを自覚しつつ、異なる利害関心をもつ人々との関係を把握し、研究活動がこうした外部の利害関係によって影響されないよう努力すること、このことが現行制度の大前提となっている点を確認してください。

　その際、大きく以下の 3 つの点についてとくに自覚的である必要があるでしょう。まず、発案・方針の中立性に影響する問題意識です。これは研究の発案段階から検討されるべきであり、研究がどのような関係者によるサポートを受けているのかまたどのような利害関係が生じうるか、という点が主に考慮されます。次に、研究が進捗する上で、データがどのように取り扱われ、また誰が解析を行うのかという、役割分担のあり方が検討される必要があります。これは研究作業の中立性に関する点です。3 点目は、成果利用の独占性の排除です。医学研究の成果は、関係する組織・個人の権利に配慮しつつも、最終的に広く人類全体に還元されるものでなければなりません。そのため、研究の結果や成果（知的財産の権利やその運用も含む）が不当に独占されたり、公開が制限されたりするようなことがあってはなりません。

13.6　まとめ

　その研究を何のためにやっているのか。また自分はその研究に関与するにふさわしい人間なのだろうか。研究の結果は正しく公表されるのだろうか。これらはいずれも冒頭に示した知識の交流が成立するための大前提となる要件です。現在、これらの重要性を研究者個人が正しく自覚できているかどうか、その信頼が揺らいでいます。研究者はこうした状況を認識し、研究の手

段と成果に関する客観性と信頼の確保について、研究の企画段階から検討し、また具体的な対応方針を議論し、関係者間で共有するべきでしょう。

（井上　悠輔）

コラム 12　ディオバン事案と研究者の責任

　現代の医療は、過去の医療や研究成果を評価し、またこうした根拠（エビデンス）を重視する、いわゆる EBM（evidence-based medicine、根拠に基づく医療）であることが目指されています。その中で、医学研究のそれぞれの結果は、成果に帰結する道のりに差はあれ、将来の医療のエビデンスの創出に関与する活動であるといえるわけです。そのため、医学研究に従事する者には、研究活動により得られた知識の社会的影響に鑑みて、情報を社会に誠実に発信することについて、とくに大きな期待が寄せられています。

　残念ながら、日本の医学研究では近年、こうした期待を裏切るような事件が続けて発生しました。たとえば、ある高血圧症治療薬の臨床試験の提案、実行、解析および発表が不透明な形で行われたという事例がありました。この事例は、その治療薬の製品名からディオバン事案（物質名からバルサルタン事案とも）として知られ、厚生労働省の検討委員会により詳細な調査報告書が作成されました（高血圧症治療薬の臨床研究事案に関する検討委員会「高血圧症治療薬の臨床研究事案を踏まえた対応及び再発防止策について」、2014 年）。

　この事例について利益相反の点から注目すべきは、この治療薬に関する臨床試験において、研究者側が試験対象とするその製品の関連企業から多額の資金援助を受け取り、実際の解析もその会社の社員に任せていたにもかかわらず、これらのことが成果発表の際に明確に示されていなかったことです。また、研究不正の点から、解析結果の一部がこの治療薬の優位性を示す方向に改ざんされていたことが指摘されています。

　レクチャー 13 でも述べたように、研究の遂行のために利害関係者の協力を必要とする場面自体が否定されるわけではありません。研究課題の解決に有益な知識や技術面での協力が、当該課題に利害のない立場から協力を得られるとは限らないからです。それでも、研究者には、自分たちの研究が生み出すエビデンスの客観性や真正性がこうした利害関係によって影響を受けていないか、研究者は特に意識して、影響を排除するための手順を検討し実施する必要があります。

　研究結果の改ざんをめぐって、研究者側は「研究者はデータ管理・統計解析業務の十分な知識経験がなかった」として、自身らには経験・知識がなかったこと

を挙げ、当該試験のデータ解析に関与しようがなく、それゆえ改ざんしたのは解析を担当した社員であると主張しました（上記報告書）。しかし、発表された論文は、著者として研究者の名義で発表され、研究者らもその結果を自らの業績としてきました。レクチャー12の「オーサーシップ」の議論をふまえるならば、研究者の多くは著者としての資格を満たしていなかったことになり、こうした研究者らは、自分らの名前が冠されていながら成果発表の内容に無関心であったか、むしろ業績づくりを当該社員に肩代わりさせていた可能性すらあります。現在、この臨床試験の成果に関する論文は撤回されていますが、雑誌に掲載された誤った情報によって、患者に投薬する多くの医師の判断や、研究活動の方向性に影響を及ぼしたことが指摘されています。

　冒頭にも述べましたが、医学研究は医療のエビデンスを生み出す作業です。上記の事案について、日本のある学会は次のような声明を出しています。「臨床研究・臨床試験の成果は、医療現場の判断や患者さんの治療選択を左右するエビデンスとなる。そのエビデンスが、もし有効性が過大に評価され、リスクが過小に評価されるよう捏造、改ざんされたものだとしたら、その行為は被験者となった患者さんを裏切るばかりでなく、無数の患者さんの健康を損なう可能性のある反社会的な行為と言わざるを得ない」（日本臨床薬理学会「臨床研究におけるミスコンダクトについて」、2013年）。利益相反に関する研究者の責任は、研究発表の作法の問題にとどまるのではなく、発表がもたらす社会への影響にも及びうることを自覚する必要があります。エビデンスづくりに関与し、またこうしたエビデンスの質について一段と厳しい評価で臨むべき医学研究者が、自分の書類上の業績と引き換えに、よりによって誤ったエビデンス操作の一翼を担っていた構造こそが問題視されるべき事案でした。

（井上　悠輔）

関連する文献・ウェブサイト

【文献】

第 1 部

田代志門（2020）『みんなの研究倫理入門―臨床研究になぜこんな面倒な手続き
　が必要なのか』医学書院

井上悠輔・一家綱邦編著（2018）『医学研究・臨床試験の倫理―わが国の事例に
　学ぶ』日本評論社

有田悦子・足立智孝編（2020）『薬学人のための事例で学ぶ倫理学』南江堂

笹栗俊之・武藤香織編（2012）『シリーズ生命倫理学 15 医学研究』丸善出版

Ezekiel J. Emanuel et al., eds., 2008, *The Oxford Textbook of Clinical Research
　Ethics,* Oxford University Press.

第 2 部

玉井真理子・松田純編（2013）『シリーズ生命倫理学 11 遺伝子と医療』丸善出版

玉腰暁子・武藤香織（2011）『医療現場における調査研究倫理ハンドブック』医
　学書院

霜田求・虫明茂編（2012）『シリーズ生命倫理学 12 先端医療』丸善出版

佐藤衆介（2005）『アニマルウェルフェア―動物の幸せについての科学と倫理』
　東京大学出版会

第 3 部

日本学術振興会「科学の健全な発展のために」編集委員会編（2015）『科学の健
　全な発展のために―誠実な科学者の心得』丸善出版

米国科学アカデミー編（2010）『科学者をめざす君たちへ―研究者の責任ある行
　動とは 第 3 版』池内了訳、化学同人

黒木登志夫（2016）『研究不正―科学者の捏造，改竄，盗用』中公新書，中央公
　論新社

山崎茂明（2013）『発表倫理―公正な社会の礎として』樹村房

178

ウイリアム・ブロード／ニコラス・ウェイド（2014）『背信の科学者たち―論文捏造はなぜ繰り返されるのか？』牧野賢治訳、講談社

宮田由紀夫（2013）『アメリカの産学連携と学問的誠実性』玉川大学出版部

【ウェブサイト】

世界医師会「ヘルシンキ宣言―人間を対象とする医学研究の倫理的原則」日本医師会訳

https://www.med.or.jp/doctor/international/wma/helsinki.html

文部科学省「ライフサイエンスの広場 生命倫理・安全に対する取組」

https://www.lifescience.mext.go.jp/bioethics/

厚生労働省「研究に関する指針について」

https://www.mhlw.go.jp/stf/seisakunitsuite/bunya/hokabunya/kenkyujigyou/i-kenkyu/

一般財団法人公正研究推進協会（APRIN）研究倫理教育 e ラーニングプログラム

https://edu.aprin.or.jp/

臨床研究 e ラーニングサイト ICR 臨床研究入門

https://www.icrweb.jp/icr_index.php

国立研究開発法人科学技術振興機構（JST）研究公正ポータル

https://www.jst.go.jp/kousei_p/

国立研究開発法人日本医療研究開発機構（AMED）研究公正

https://www.amed.go.jp/kenkyu_kousei/

索引

執筆者一覧（＊編者）

礒部 太一（いそべ たいち）　レクチャー9、コラム9
　北海道医療大学 歯学部／全学教育推進センター 講師

井上 悠輔（いのうえ ゆうすけ）　レクチャー2、12、13、コラム11、12
　東京大学 医科学研究所 公共政策研究分野 准教授

神里 彩子（かみさと あやこ）＊　レクチャー1、4、10、コラム1
　東京大学 医科学研究所 生命倫理研究分野 准教授

楠瀬 まゆみ（くすのせ まゆみ）　コラム4、8
　理化学研究所 生命医科学研究センター 上級技師

高嶋 佳代（たかしま かよ）　レクチャー8
　京都大学 iPS細胞研究所 上廣倫理研究部門 特定研究員

高島 響子（たかしま きょうこ）　レクチャー3、11、12、コラム2
　国立国際医療研究センター 臨床研究センター 室長

中田 はる佳（なかだ はるか）　コラム7
　国立がん研究センター 研究支援センター 室長／がん対策研究所 研究員

洪 賢秀（ほん ひょんすう）　コラム3、5
　東京大学 医科学研究所 生命倫理研究分野 特任研究員

丸 祐一（まる ゆういち）　レクチャー7
　鳥取大学 地域学部 教授

武藤 香織（むとう かおり）＊　レクチャー5、6、コラム10
　東京大学 医科学研究所 公共政策研究分野 教授

吉田 幸恵（よしだ さちえ）　コラム6
　兵庫医科大学 看護学部 講師

東京大学 医科学研究所 公共政策研究分野
　https://www.pubpoli-imsut.jp/
東京大学 医科学研究所 生命倫理研究分野
　https://www.ims.u-tokyo.ac.jp/bioethics/index.html

医学・生命科学の研究倫理ハンドブック［第2版］

2015 年 10 月 5 日　初　版　第 1 刷
2023 年 5 月 30 日　第 2 版　第 1 刷

［検印廃止］

編　者　神里彩子・武藤香織
　　　　<small>かみさとあやこ　むとうかおり</small>

発行所　一般財団法人　東京大学出版会

代表者　吉見俊哉

153-0041 東京都目黒区駒場 4-5-29
https://www.utp.or.jp/
電話 03-6407-1069　Fax 03-6407-1991
振替 00160-6-59964

印刷所　株式会社三陽社
製本所　牧製本印刷株式会社

© 2023 Ayako Kamisato, Kaori Muto, et al.
ISBN 978-4-13-062424-4　Printed in Japan

ここに表示された価格は本体価格です。ご購入の
際には消費税が加算されますのでご了承ください。